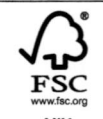

Sigrid König

Leichter durch die Brustkrebstherapie

Was kann ich selbst tun?

© 2024 Sigrid König
Herstellung und Verlag: BoD - Books on Demand, Norderstedt
ISBN: 9 7837 5971 4343

Bildnachweis Cover:
Viacheslav Besputin, Stock-Illustration-ID:1195353167

Urheberrecht

Das Werk, einschließlich seiner Teile, ist urheberrechtlich geschützt. Jede Verwertung ist ohne Zustimmung des Verlages und des Autors unzulässig. Dies gilt insbesondere für die elektronische oder sonstige Vervielfältigung, Übersetzung, Verbreitung und öffentliche Zugänglichmachung.

Allgemeiner Hinweis

Zur besseren Lesbarkeit von Personenbezeichnungen und personenbezogenen Wörtern nutze ich immer nur entweder die weibliche oder die männliche Form. Alle Begriffe gelten selbstverständlich für alle Geschlechter.

Für Simone

Wunderliches Wort, die Zeit vertreiben.

Sie zu halten wäre das Problem.

Rainer Maria Rilke

Inhalt

Warnhinweis und Haftungsausschluss

Die in diesem Buch beschriebenen komplementärmedizinischen Behandlungsmethoden sind NICHT geeignet, um Brustkrebs zu heilen!

Keine der beschriebenen Behandlungsmethoden ersetzt die konventionelle schulmedizinische Brustkrebstherapie.

Alle in diesem Buch enthaltenen therapeutischen Hinweise ersetzen keinen Besuch bei einem Arzt oder dessen Verordnungen. Sie sind als begleitende, komplementärmedizinische Behandlungsmethoden zu verstehen, die den Allgemeinzustand des Patienten verbessern und Nebenwirkungen reduzieren können.

Dieses Buch beruht auf den persönlichen Erfahrungen der Autorin und hat keinen Anspruch auf Vollständigkeit oder Allgemeingültigkeit.

Wenn die beschriebenen Behandlungsmethoden zum Einsatz kommen, sollten sie vorher immer mit den behandelnden Ärzten abgesprochen werden.

Die Autorin oder der Verlag übernehmen keinerlei Haftung für Schäden, die direkt aus der Anwendung oder der Verwendung der Angaben in diesem Buch entstehen.

Alle Angaben sind für Interessierte als Informationen gedacht.

Einleitung

Die Diagnose Brustkrebs löst einen emotionalen Schock aus, der sich bei jeder Patientin anders äußert. Bei allen gleich ist, dass sich ihr bisheriges Leben von einer Sekunde auf die andere ändert. Nichts bleibt, wie es bisher war.

Eine Brustkrebstherapie ist nach wie vor kein Spaziergang. Alle Therapien bringen Nebenwirkungen mit sich, die die Lebensqualität zumindest im Zeitraum der jeweiligen Therapiephase beeinträchtigen.

Die Komplementärmedizin bietet vielfältige Behandlungsmethoden, die es erlauben, die Nebenwirkungen der schulmedizinischen Therapie zu lindern oder sogar zum Verschwinden zu bringen. Sie tragen dadurch deutlich zur Verbesserung der Lebensqualität bei.

Das Interesse an komplementärmedizinischen Behandlungsmethoden ist in den letzten Jahren stark gestiegen und nimmt weiter zu. Patientinnen wollen sich aktiv beteiligen und mit dazu beitragen, ihre Lebensqualität während der gesamten Therapie zu erhalten oder wenigstens zu verbessern.

Diesem Umstand wird in der Zwischenzeit auch die Schulmedizin gerecht und seit 2021 liegt eine erste „S3-Leitlinie zur Komplementärmedizin in

der Behandlung onkologischer Patient*innen"
vor. Dabei werden die infrage kommenden Methoden „nach den Kriterien der evidenzbasierten Medizin beurteilt". *(Leitlinienprogramm Onkologie: Komplementärmedizin, o. D.)*

Das Feld der Komplementärmedizin ist weitgefächert. In diesem Buch werden viele dieser bewährten Methoden vorgestellt, ihre Wirkungsweise erläutert und praktische Anwendungshinweise gegeben.

Nicht jede komplementärmedizinische Behandlungsmethode ist für jeden geeignet. Probieren Sie verschiedene Methoden aus. Tauschen Sie sich mit anderen Patientinnen aus und bleiben Sie neugierig. Über den Therapieverlauf finden fast alle Patientinnen außerdem zusätzliche Tricks und Hilfsmittel heraus, die vielleicht auch für Sie geeignet sind.

Sprechen Sie mit Ihrem Behandlungsteam über komplementärmedizinische Behandlungsverfahren, fragen Sie nach Erfahrungen, die andere damit gemacht haben. Sollten Sie sich für bestimmte Verfahren entscheiden, verheimlichen Sie deren Einsatz nicht vor Ihrem Behandlungsteam. In den meisten Fällen steht das medizinische Personal den Verfahren offen gegenüber und kann Ihnen häufig sogar mit Ansprechpartnern weiterhelfen.

Es ist richtig, dass die Wirkmechanismen der Komplementärmedizin nicht bei allen Behandlungsmethoden nach wissenschaftlichen Maßstäben nachweisbar sind. Daraus lässt sich aber nicht unbedingt folgern, dass sie nicht wirksam sind. Es gibt viele Argumente dafür und dagegen, aber diese Diskussion soll hier nicht geführt werden.

Ich persönlich sehe diesen Punkt mit den Erfahrungen aus meiner Brustkrebstherapie in der Zwischenzeit sehr pragmatisch: Wer heilt hat Recht.

Sigrid König, Illingen 2024

Brustkrebs in Deutschland

Unter einer Krebserkrankung versteht man aus medizinischer Sicht, dass sich körpereigene Zellen „bösartig" verändern und in ein unkontrolliertes Wachstum übergehen. Sie übernehmen keine Funktion mehr, sondern dringen in das sie umgebende gesunde Gewebe ein und zerstören es in der Regel.

Laut den Angaben des Krebsinformationsdienst des Deutschen Krebsforschungszentrums erkrankten 2020 in Deutschland 493.200 Menschen an Krebs. Die mit Abstand häufigste Krebserkrankung bei Frauen ist der Brustkrebs, das Mammakarzinom. In 2020 gab es 70.550 Neuerkrankungen, in etwa einem Prozent der Fälle sind Männer davon betroffen. Statistische Auswertungen zeigen, dass die relative 5-Jahres-Überlebensrate bei 88% und die relative 10-Jahres-Überlebensrate bei 83% liegt. (*Krebsinformationsdienst, 2023).*

Diese Zahlen sind im ersten Moment erschreckend, denn sie bedeuten, dass jede 8. Frau in Deutschland an Brustkrebs erkrankt. Aber sie belegen auch, dass die Diagnose Brustkrebs heute nicht mehr mit einem Todesurteil gleichzusetzen ist.

Man spricht von Brustkrebs, wenn Zellen des Brustdrüsengewebes unkontrolliert wachsen und in das umliegende gesunde Gewebe eindringen, also ein invasives Wachstum zeigen.

In der Zwischenzeit ist hinreichend belegt, dass Brustkrebs nicht gleich Brustkrebs ist und daraus folgt, dass jede Therapie individuell zugeschnitten wird. Um die geeignete Therapie auszuwählen, ist die genaue Klassifikation und Typisierung des Tumors erforderlich, denn je nach Tumortyp unterscheiden sind die Therapieansätze deutlich voneinander.

In den meisten Fällen (70-80%) handelt es sich um ein sogenanntes invasives duktales Karzinom. Es entsteht aus Zellen der Milchgänge, die als Knoten bei einer Vorsorgeuntersuchung gut zu sehen und in der Regel auch gut tastbar sind.

Die seltenere Form ist das invasiv lobuläre Karzinom (10-15%), das von den Zellen des Brustdrüsengewebes selbst ausgeht. Es ist schwieriger zu ertasten und nicht immer in bildgebenden Verfahren zu erkennen.

Daneben gibt es noch weitere seltene Tumortypen, die sich aufgrund ihrer Symptomatik, den Ergebnissen der bildgebenden Verfahren, den histologischen Merkmalen und ihrer Prognose unterscheiden lassen.

Eine Sonderform ist das Duktale Carcinoma in situ (DCIS), das häufig auch als eine Vorstufe des Mammakarzinoms bezeichnet wird. Die Zellen sind bereits verändert, zeigen aber noch kein invasives Wachstum. Es sind keine Lymphknoten befallen und es hat auch noch keine Metastasierung stattgefunden. Mit einer Biopsie wird abgeklärt, in welchem Stadium sich das DCIS befindet und je nach Ergebnis wird entschieden, ob und wie das DCIS behandelt wird. Die Wahrscheinlichkeit, dass ein DCIS in ein bösartiges Wachstum umschlägt liegt je nach Stadium bei 30-50%.

Vom Verdacht zur Diagnose

Brustkrebs verursacht in den frühen Phasen keine Schmerzen. Es gibt aber eine Vielzahl von unspezifischen Symptomen, die auf eine Brustkrebserkrankung hinweisen können, deren Ursache aber nicht unbedingt Brustkrebs sein muss. In den meisten Fällen kann ein Knoten ertastet werden, es kann aber auch zu anderen Veränderungen kommen, die frühzeitig abgeklärt werden sollten *(Krebsinformationsdienst, 2022):*

- Verhärtungen oder Verdickungen in der Brust – es lässt sich ein fester Knoten tasten, der neu aufgetreten ist und sich vom umliegenden Gewebe unterscheidet
- Vergrößerung oder Verformung der Brust – eine Brust verändert sich in ihrer Form und/oder Größe, sodass sich die Brüste nun deutlich voneinander unterscheiden
- Hautveränderungen – die Haut der Brust oder der Brustwarze schuppt sich, juckt, nässt und/oder wölbt sich nach innen
- "Orangenhaut" – die Haut hat sich verdickt, ist gewellt und hat vergrößerte, eingezogene Poren gebildet
- Entzündungszeichen – wie etwa Schwellungen und/oder Rötungen der Haut oder eine Überwärmung der Brust

- Ausfluss aus der Brustwarze – die Brustwarze sondert eine klare oder blutige Flüssigkeit ab
- Vergrößerung von Lymphknoten – die Lymphknoten im Bereich der Achsel und/oder des Schlüsselbeins sind tastbar angeschwollen

Steht die Verdachtsdiagnose Brustkrebs im Raum, wird eine umfangreiche Diagnostik durchgeführt, die einige Zeit in Anspruch nehmen kann. Die Befunde liegen in der Regel nicht von einem auf den anderen Tag vor. Das ist aber kein Grund, unruhig zu werden, Brustkrebs ist kein Notfall.

Allgemeine und spezielle Befunde legen dazu die Basis:

- umfangreiches Erstgespräch, in dem alle Vorerkrankungen angesprochen werden und auch eine eventuell vorhandene familiäre Vorbelastung abgeklärt wird
- Blutuntersuchungen zur Beurteilung des Allgemeinzustandes
- Tastbefund durch den Arzt
- Mammographie (Röntgenaufnahmen beider Brüste)
- Ultraschalluntersuchung der Brüste

- Röntgen – und Ultraschalluntersuchungen anderer Organe, um Hinweise auf evtl. vorhandene Metastasen zu erhalten
- in manchen Fällen auch ein Skelettszintigramm und/oder eine Kernspintomographie (MRT)
- Histologische Untersuchung einer Gewebeprobe des verdächtigen Gewebes, die über eine Biopsie gewonnen wird

Alle zusammengetragenen Befunde werden vom sogenannten Tumorboard, einem Zusammenschluss mehrerer Ärzte aus den behandelten Disziplinen beurteilt und es wird eine individuelle Therapieempfehlung erarbeitet. Jeder Brustkrebs ist anders und somit ist auch keine Therapie mit einer anderen gleichzusetzen.

Die Therapieempfehlung erfolgt heute nach den „Interdisziplinäre S3-Leitlinie für die Früherkennung, Diagnostik, Therapie und Nachsorge des Mammakarzinoms".

Wo führe ich die Therapie durch

Von allen Fachgesellschaften wird empfohlen, die Behandlung von Brustkrebs in einem „zertifizierten Brustzentrum" durchzuführen. In Deutschland gibt es mittlerweile über 200 solcher Zentren.

Sie sind auf die Behandlung von Brustkrebs spezialisiert. Es kann sich um eine spezielle Abteilung in einer Klinik handeln oder um einen Zusammenschluss mehrerer Fachabteilungen, die auch örtlich voneinander getrennt sein können.

Brustzentren, die erfolgreich das Zertifizierungsverfahren der Deutschen Krebsgesellschaft (DKG) und der Deutschen Gesellschaft für Senologie (DGS) durchlaufen haben, erhalten das Qualitätssiegel „Zertifiziertes Brustzentrum". Dabei ist neben fachlichen Anforderungen die Einführung eines extern anerkannten Qualitätsmanagementsystems vorgegeben *(Wikipedia-Autoren, 2007)*.

Das Ziel der Zertifizierung eines Brustzentrums ist die Verbesserung der Betreuung der Patientinnen in allen Phasen der Erkrankung. Mit regelmäßigen externen Audits wird sichergestellt, dass die hohen Qualitätsstandards eingehalten werden, die dem neuesten Stand der Wissenschaft entsprechen und dass ein vorgegebener Standard zur Dokumentation eingehalten wird. Der Begriff

„Brustzentrum" (ohne den Zusatz der Zertifizierung) ist rechtlich nicht geschützt und darf von jeder Klinik genutzt werden, ohne dass sie Auskunft über das Angebot der Behandlungen und deren Qualität gibt.

In einem „zertifizierten Brustzentrum" arbeiten immer Fachärzte aus allen relevanten Disziplinen eng zusammen: Gynäkologen, Onkologen, Hämatologen, Radiologen, Pathologen und Psychoonkologen. In gemeinsamen Besprechungen, dem sogenannten Tumorboard, erarbeiten sie einen Therapievorschlag, in den das Fachwissen aller beteiligten Spezialisten einfließt.

Die Wahl der Klinik ist nicht immer einfach. Zertifizierte Brustzentren sind in Universitätskliniken aber auch durchaus in kleineren Häusern zu finden. Schauen Sie sich die Klinik im Vorfeld an und bedenken Sie, dass auch die Fahrt zur Klinik ihre Entscheidung mitbeeinflussen kann. Je nach Therapie, die vor ihnen liegt, kann es notwendig sein, den Weg beispielsweise zur Strahlentherapie über mehrere Wochen täglich zurückzulegen.

Zusammenfassend lässt sich sagen, dass ein vertrauensvolles Verhältnis zu den behandelnden Ärzten entscheidend ist und dass Sie sich in der Klinik wohlfühlen. Sie werden viel Zeit mit diesen Menschen und in dieser Umgebung verbringen.

Therapieentscheidung

Brustkrebs ist kein Notfall und es ist genügend Zeit, sich ausführlich beraten zu lassen, um sich für eine Therapie zu entscheiden, die Sie als Patientin zu hundert Prozent bereit sind mitzugehen.

Jede Brustkrebserkrankung ist anders und die Therapievorschläge werden immer individuell auf die Patientin zugeschnitten. Selbst wenn es sich um den gleichen Tumortyp handelt, gibt es immer andere Begleitumstände, die zu berücksichtigen sind.

In fast allen Fällen ist es so, dass mehrere Therapiemöglichkeiten zur Verfügung stehen. Die für sich richtige Entscheidung zu treffen, ist keine leichte Aufgabe und sie muss nicht innerhalb von wenigen Tagen getroffen werden.

Viele Patientinnen wünschen sich eine ärztliche Zweitmeinung. Der Schock der ersten Diagnose sitzt tief und die Meinung eines zweiten Experten ist hilfreich beim Prozess die Diagnose anzunehmen und zu lernen, damit umzugehen.

Außerdem ist bei einer so schwerwiegenden Diagnose eine offene und vertrauensvolle Arzt-Patienten-Beziehung von großer Bedeutung. Die Patientin muss sich ernst genommen fühlen und alle Fragen und Zweifel sollte der Arzt im persönlichen Gespräch klären können. Haben Sie das Gefühl, dass das Arzt-Patienten-Verhältnis nicht optimal verläuft, besteht die Möglichkeit, den Arzt zu wechseln. Alle bisher erhobenen Befunde müssen dann dem neuen Arzt zur Verfügung gestellt werden.

Bevor Sie einen weiteren Arzt konsultieren, klären Sie mit ihrer Krankenkasse, ob die dadurch entstehenden Kosten übernommen werden.

Treffen Sie die Therapieentscheidung, wenn möglich, nicht alleine. Beziehen Sie Ihre Familienmitglieder mit ein, denn auch ihr Leben wird durch Ihre Erkrankung und die bevorstehende Therapie beeinflusst.

Bitten Sie jemanden aus Ihrem engsten Umfeld darum, Sie bei den Besprechungen zu den Befunden und der Therapieplanung zu begleiten. Vier Öhren hören immer mehr als zwei. In der angespannten Situation ist die Aufnahmefähigkeit sowieso herabgesetzt und an manche Details kann man sich nach dem Gespräch einfach nicht mehr erinnern.

Machen Sie sich Notizen und stellen Sie alle Fragen, die für Sie noch nicht beantwortet sind. Es gibt keine dummen Fragen. Erkundigen Sie sich, wer für Sie als Ansprechpartner zu welchen Zeiten zur Verfügung steht, sollten Ihnen später noch Fragen einfallen.

Denken Sie immer daran, dass Sie als Patient im Mittelpunkt stehen, es geht um Ihre Erkrankung und um Ihre Therapie. Sie haben das Recht, ausführlich informiert und beraten zu werden.

In einem zertifizierten Brustzentrum wird der Therapievorschlag von allen Mitgliedern des Tumorboards gemeinsam erarbeitet, kein einzelner Arzt trifft diese Entscheidung alleine. Der Vorschlag wird Ihnen dann ausführlich erklärt.

Nicht alle Patientinnen sind mit der vorgeschlagenen Therapie einverstanden. Sollten Sie sich in dieser Situation wiederfinden, äußern Sie Ihre Bedenken offen und diskutieren Sie mit Ihrem behandelnden Arzt die Punkte, mit denen Sie nicht einverstanden sind. Möglicherweise ist dies der Moment, in dem Sie sich für eine Zweitmeinung entscheiden.

Die Tumorklassifikation

Um ein Mammakarzinom bestmöglich zu behandeln, ist es wichtig, genau zu wissen, um welchen Tumortyp es sich handelt. Mithilfe der unterschiedlichen diagnostischen Verfahren, wie der Ultraschalluntersuchung, der Mammografie, der Gewebeentnahme (Biopsie) und den sich anschließenden Untersuchung des Gewebes kann man Tumore genau einteilen.

TNM-Klassifikation

Die internationale TNM-Klassifikation gibt eine Einteilung anhand der Größe des Primärtumors, des Befalls von Lymphknoten und der Bildung von Metastasen vor.

Die Größe des Primärtumors wird in den Stufen T0 bis T4 angegeben, wobei **T** für Primärtumor steht. T0 besagt, dass kein Primärtumor nachweisbar ist. T1 beschreibt einen Primärtumor bis zu einer Größe von 2 cm. T2 steht für einen Tumor zwischen 2 und 5 cm Größe, T3 steht für einen Primärtumor, der größer als 5 cm ist und T4 beschreibt einen Tumor, der die Brustwand oder die Haut befallen hat, die Größe spielt dabei keine Rolle. Die Klassifikation Tis steht für ein Carcinoma in situ.

Das Fehlen oder Vorhandensein von Lymphknotenmetastasen wird mit N0 bis 3 angegeben, wobei die Abkürzung **N** für lateinisch „Nodus lymphoideus" Lymphknoten steht. Untersucht werden die Lymphknoten, die in der Achsel auf der erkrankten Seite oder seltener auch ober- bzw. unterhalb des Schlüsselbeins liegen.

Die Lymphe wird von der Brust aus in Richtung der Achsel abtransportiert und Tumorzellen, die sich gelöst haben, sammeln ich in diesen Lymphknoten und so entstehen Lymphknotenmetastasen. Der erste Lymphknoten auf diesem Weg wird als Sentinel oder Wächterknoten bezeichnet.

N0 besagt, dass kein Lymphknoten befallen ist, sind 1-3 Lymphknoten befallen, spricht man von N1, bei 4-9 befallenen Lymphknoten spricht man von N2 und bei mehr als 10 befallenen Lymphknoten wird von N3 gesprochen.

Hinsichtlich der Metastasierung **M** wird M0 und M1 unterschieden, wobei M0 bedeutet, dass keine Fernmetastasen nachweisbar sind und M1 für nachgewiesene Fernmetastasen steht.

Brustkrebs bildet am häufigsten Metastasen in verschiedenen Knochen (Wirbelsäule, Rippen, Becken, Schädel u.a.), in der Leber, der Lunge, dem Rippenfell, aber auch im Gehirn und der

Haut. Die Lage der gefundenen Metastasen wird im Befund mitangegeben.

Grading

Einen weiteren wesentlichen Punkt bei der Tumorklassifikation stellt das sogenannte Grading dar. Dabei wird das Wachstumsverhalten der Tumorzellen beschrieben. Die Einteilung erfolgt in drei Stufen von G1-G3.

Bei G1 sind die Tumorzellen weit ausgereift (differenziert) und es wird von einem langsamen Tumorwachstum ausgegangen. Zeigen die Tumorzellen einen mäßigen Differenzierungsgrad, der als G2 bezeichnet wird, wachsen die Tumorzellen schneller. Zeigen die Tumorzellen einen geringen Ausreifungsgrad, der als G3 beschrieben wird, handelt es sich um sehr schnell wachsende Tumorzellen, die keine Zeit zum Ausreifen haben. Das ist die aggressivste Form der Tumorzellen.

Hormonrezeptorstatus

Ein weiteres wichtiges Kriterium bei der Tumorklassifikation ist der Hormonrezeptorstatus. Man unterscheidet Hormonrezeptor positive (HR+) von Hormonrezeptor negativen (HR-) Tumoren. Handelt es sich um einen Hormonrezeptor

positiven Tumor, tragen die Tumorzellen Andockstellen, also Rezeptoren für Östrogen und/
oder Progesteron, beides Geschlechtshormone auf
ihrer Oberfläche.

Mit Hilfe von speziellen Gewebeuntersuchun-
gen wird genau ermittelt, wie viele der Tumorzellen welche Rezeptoren tragen. ER+ steht dabei für
Östrogen-Rezeptor-positive und PR+ für Proges-
teron-Rezeptor-positive Zellen. Die Anzahl der
positiven Zellen kann in % oder in Zahlen von 1-
12 angegeben werden.

Die körpereigenen Hormone docken an den Tumorzellen an und fördern so das Wachstum der
Tumorzellen. Diesen Mechanismus zu unterbinden, ist einer der erfolgreichen Therapieansätze
bei Brustkrebs.

HER2/neu-Status

Ein weiterer Rezeptor, der sich auf der Zelloberfläche von gesunden Zellen, aber auch von Tumorzellen befindet, ist HER2/neu. Er ist wichtig
für das Wachstum jeder Zelle. Auf Tumorzellen
kann die Zahl der HER2/neu-Rezeptoren allerdings
stark erhöht sein und so zu einem überschie-
ßenden Wachstum dieser Zellen beitragen.

Heute werden zwei unterschiedliche Testverfahren eingesetzt, um HER2/neu nachzuweisen.
Zeigt der erste Test kein eindeutiges Ergebnis,
wird ein zweiter Test angeschlossen. Das Tester-
gebnis wird mit dem DAKO-Score angegeben: 0
oder 1+ geben an, dass der Rezeptor nicht in über-
mäßiger Zahl auf den Tumorzellen vorhanden ist.
2+ gibt an, dass HER2/neu in einer höheren Anzahl vorkommt als bei gesunden Zellen und damit
sind weitere Abklärungen erforderlich. 3+ gibt an,
dass der Rezeptor in einer hohen Anzahl an der
Tumoroberfläche vorkommt.

Triple negativ

Die Bezeichnung Triple negativ besagt, dass der
Tumor sowohl Hormonrezeptor-negativ, also ER-
und PR- (Östrogen- und Progesteronrezeptor negativ) ist und dass auch HER2/neu nicht in über-
mäßiger Zahl auf den Tumorzellen nachgewiesen
werden kann.

KI-67

Eine weitere Aussage zur Klassifikation des Tumors liefert die sogenannte Proliferationsrate,
also die Anzahl der Tumorzellen, die sich gerade
in der Teilungsphase befinden. Als Marker für die

Teilungsrate wird das Protein KI-67 herangezogen, das nur während der Zellteilung in einer Zelle vorkommt.

Nachgewiesen wird dieses Eiweißmolekül mit einem synthetisch hergestellten Antikörper, der in speziellen molekularbiologischen Testverfahren eingesetzt wird. Das Ergebnis wird in % angegeben. Ein Wert bis 10% gilt als niedrig, Werte bis 30% werden als mittlere Proliferationsrate angesehen und ein Wert über 30% steht für eine hohe Proliferationsrate und damit für ein aggressives Tumorwachstum.

Der Nachweis von KI-67 wird nur bei hormonrezeptorpositiven Brustkrebstypen durchgeführt um das individuelle Rückfallrisiko abzuschätzen.

Vererbter Brustkrebs

Etwa 30% der Brustkrebsfälle in Deutschland weisen eine familiäre Belastung für Brustkrebs auf. Er kann sowohl mütterlicherseits als auch väterlicherseits weitergegeben werden. Liegt eine Genveränderung vor, liegt die Wahrscheinlichkeit im Laufe des Lebens an Brustkrebs zu erkranken bei etwa 70%. Die Betroffenen erkranken zudem etwa 20 Jahre früher an Brustkrebs als Patientinnen ohne familiäre Vorbelastung. (*Interdisziplinäre S3-Leitlinie für die Diagnostik, Therapie und Nachsorge des Mammakarzinoms*).

Aber nicht nur die Wahrscheinlichkeit, an Brustkrebs zu erkranken ist hoch, die bisher bekannten Genmutationen zeigen auch ein deutlich höheres Risiko, an Eierstockkrebs zu erkranken.

Verantwortlich sind in den meisten Fällen Genveränderungen an BRCA1 und BRCA2. In der Zwischenzeit wurden aber noch weitere Gene gefunden, wie beispielsweise CHEK2, PALB2 und RAD51C.

Die bekannteste Patientin mit erblichem Brustkrebs ist Angelina Jolie, die 2013 über ihre Erkrankung und deren Ursachen offen in den Medien berichtet hat und damit weltweites Interesse erregte. Der „Jolie-Effekt" hat dazu geführt, dass sehr viele Frauen und auch Männer ihre Familiengeschichte im Hinblick auf eine Brustkrebserkrankungen genau unter die Lupe genommen haben.

In der Zwischenzeit sind in der „Interdisziplinären S3-Leitlinie für die Diagnostik, Therapie und Nachsorge des Mammakarzinoms" detailliert aufgeschlüsselte Familienkonstellationen beschrieben, bei denen Beratungsgespräche und Gentests empfohlen werden.

Familien (entweder mütterlicherseits oder väterlicherseits) mit Erkrankung von mindestens:

- 3 Frauen an Brustkrebs*
- 2 Frauen an Brustkrebs, davon 1 Erkrankung < 51. Lebensjahr
- 1 Frau an Brustkrebs und 1 Frau an Eierstockkrebs*
- 2 Frauen an Eierstockkrebs*
- 1 Frau an Brust- und Eierstockkrebs*
- 1 Frau an Brustkrebs $\leq$35 Jahren
- 1 Frau mit beidseitigem Brustkrebs $\leq$50 Jahren
- 1 Mann an Brustkrebs und 1 Frau an Brust- oder Eierstockkrebs*

*unabhängig vom Alter

Die Kosten für das Beratungsgespräch und den Gentest werden bei den vorgenannten Familienkonstellationen von den gesetzlichen Krankenkassen übernommen. Mit Privaten Krankenversicherungsträgern sollte man vorab die Kostenübernahme klären.

Die einzige Methode, das Brustkrebsrisiko bei vererbtem Brustkrebs um etwa 95% zu senken, besteht derzeit in der Entfernung beider Brüste. Aber auch die Entfernung der Eierstöcke wir diesen Patientinnen angeraten, wenn die Familienplanung bereits abgeschlossen ist. Alternativ dazu haben gesunde, jüngere Frauen die Möglichkeit, engmaschige Ultraschal-, Mammografie- und MRT-Untersuchungen durchführen zu lassen, die eine frühzeitige Brustkrebsdiagnose ermöglichen.

Bei Brustkrebspatientinnen mit Triple-negativen Tumorkonstellationen werden die Gentests auch ohne bekannte familiäre Vorbelastungen durchgeführt.

Die Brustkrebstherapie

Die schulmedizinische Behandlung von Brustkrebs ist seit vielen Jahrzehnten erprobt und durch weitere Forschungsergebnisse werden die Behandlungsmethoden stetig weiterentwickelt und verbessert. Die klassische Behandlungsstrategie der Schulmedizin bei Brustkrebs ruht auf mehreren Säulen: dem chirurgischen Eingriff, der Chemotherapie, der zielgerichteten Krebstherapie, der Strahlentherapie und der Hormonbehandlung.

Aufgrund der vorgefundenen patientenspezifischen Befunde können die klassischen Therapieverfahren in unterschiedlicher Reihenfolge eingesetzt werden. Es kann sinnvoll sein, schnell zu operieren und danach eine Chemotherapie durchzuführen. Oder es wird mit einer Chemotherapie begonnen, um den Tumor vor der Operation zu verkleinern und es schließt sich eine weitere Chemotherapie an.

Bei speziellen genetischen Tumortypen kann auf eine Chemotherapie ganz verzichtet werden. Bei einer vollkommenen Entfernung des Brustgewebes kann in fast allen Fällen auf eine Strahlentherapie verzichtet werden.

Um diese Entscheidungen treffen zu können, ist eine umfassende Diagnostik erforderlich. Das sogenannte Tumorboard, ein Zusammenschluss aller behandelnden Ärzte der relevanten Disziplinen, erarbeitet auf der Grundlage aller Untersuchungsergebnisse einen individuell zugeschnittenen Therapieplan, der sich nach der aktuellen „S3-Leitlinie zur Früherkennung, Diagnostik, Therapie und Nachsorge des Mammakarzinoms" richtet.

Der chirurgische Eingriff

Beim chirurgischen Eingriff im Rahmen der Brustkrebstherapie wird versucht, das Tumorgewebe vollständig zu entfernen. Sicherheitshalber wird auch ein Teil des gesunden Gewebes, das den Tumor umgibt, mitentfernt. Die Schnittränder werden histologisch untersucht, um sicherzustellen, dass keine Tumorzellen zurückgeblieben sind.

Je nach Lage und Größe des Tumors ist es leider nicht immer möglich, ihn vollständig zu entfernen. Das bedeutet aber nicht, dass der Tumor nicht besiegt werden kann. Die sich anschließenden weiteren Behandlungen werden dann auf diese spezielle Situation abgestimmt.

Wenn möglich, wird heute brusterhaltend operiert. Das bedeutet, dass vom Brustgewebe so wenig wie möglich, aber so viel wie nötig entfernt wird. Bei brusterhaltenden Operationen schließen sich, je nach Größe des Operationsfeldes und der unterschiedlichen Strategie zum Wiederaufbau der Brust weitere Operationen an.

Die sogenannte Mastektomie, die vollständige Entfernung des Brustgewebes, erfolgt heute eher selten. Durch das Einsetzen eines Implantates kann aber auch bei den meisten dieser Konstellationen die Brust wieder rekonstruiert werden.

Bei fast allen Brustkrebsoperationen wird heute der sogenannte Wächterlymphkonten entfernt. Es handelt sich dabei um den ersten Lymphknoten, der meist in der Achselhöhle der erkrankten Seite liegt. Er wird noch während der Operation histologisch untersucht, um festzustellen, ob bereits Tumorzellen verschleppt wurden.

Vorbereitung und Ablauf der OP

Eine Brustkrebs-Operation läuft im Prinzip wie jede andere Operation ab. Nach einem Aufklärungsgespräch und einer umfangreichen Voruntersuchung, zu der beispielsweise ein Blutbild, ein EKG, Blutdruckmessung und die Bestimmung der Standard-Laborparameter gehören, kann der

Gesundheitszustand für die OP und die Anästhesie gut eingeschätzt werden. In diesem Gespräch werden auch alle Medikamente abgefragt und man sollte unbedingt daran denken, alle Nahrungsergänzungsmittel anzugeben, die man zu sich nimmt, da sie unter Umständen die Blutgerinnung oder andere Vitalfaktoren beeinflussen.

Das Aufklärungsgespräch, in dem der genaue Ablauf der OP besprochen und auf die Risiken hingewiesen wird, findet ein paar Tage vor dem geplanten OP-Termin statt. Man gibt durch seine Unterschrift die Einwilligung, dass die OP wie geplant durchgeführt werden soll.

Bei der Brustkrebsoperation wird immer der Wächterlymphknoten entfernt und genau untersucht. Das ist der erste Lymphknoten auf dem Abflussweg der Lymphe von der erkrankten Brustdrüse aus betrachtet. Damit er während der OP einfacher und schneller gefunden werden kann, wird er am Tag zuvor mit einem Farbstoff oder mit einem leicht radioaktiven Tracer markiert. Diese Vorbereitung ist fast schmerzfrei und nur ein kleiner ambulanter Eingriff.

Heute ist es üblich, dass man erst am Tag der OP im Krankenhaus stationär aufgenommen wird. Die Operation erfolgt nach der Einleitung der Vollnarkose. Über die Dauer lässt sich keine pauschale Aussage machen, da jeder Tumor von seiner Lage und seiner Beschaffenheit anders ist und die operativen Maßnahmen sich voneinander unterscheiden.

Die Untersuchung des Wächterlymphknotens erfolgt bereits während der OP in einem Schnellschnittverfahren. Ist der Wächterlymphknoten frei von Tumorzellen, kann man davon ausgehen, dass der Brustkrebs keine Metastasen gestreut hat. Ist der Wächterlymphknoten befallen, wird vom operierenden Arzt entscheiden, wie viele weitere Lymphknoten entfernt werden. Das entnommene Material wird in jedem Fall zur genauen Typisierung nach der OP histologisch weiterverarbeitet.

Nach der Überwachung im Aufwachraum, unmittelbar nach der OP, wird man wieder zurück auf die Station gebracht. Ein Aufenthalt auf der Intensivstation ist unter normalen Umständen nicht notwendig.

Die Dauer des Klinikaufenthaltes ist unter anderem auch davon abhängig, wie die Operation durchgeführt wurde. Bei einem eher kleineren, zumeist brusterhaltenden Eingriff kann man die Klinik nach ein paar Tagen verlassen. Bei einer Mastektomie, also der vollkommenen Entfernung der Brustdrüse, die immer mit einem größeren Operationsfeld einhergeht, dauert der Klinikaufenthalt immer etwas länger.

Mastektomie

Bei der Mastektomie wird die Brustdrüse vollständig entfernt. Diese Variante der OP wird bei erblich bedingten, BRCA-positiven Testergebnissen prophylaktisch oder bei BRCA-positiven Tumoren durchgeführt. Außerdem gibt es noch immer Befunde, bei denen eine Mastektomie angeraten ist, weil beispielsweise der Tumor sehr groß ist und nur noch wenig Brustgewebe verbleiben würde.

Bei einer Mastektomie wird, wenn die Patientin das wünscht, ein Wiederaufbau eingeplant. Die Brust kann entweder mit körpereigenem Gewebe oder mithilfe eines Implantats rekonstruiert werden.

Körpereigenes Gewebe (Hautlappen) wird aus dem Unterbauch, dem Rücken oder dem Gesäß entnommen, in die Brust eingesetzt und an Blutgefäße angebunden, damit das Gewebe zukünftig in der Brust weiter versorgt wird.

Kommt ein Implantat zum Einsatz, wird es unter oder über den Brustmuskel gelegt und meist mit einem Netz fixiert, damit das es nicht in den Bauchraum abrutscht. Nach der OP muss über einige Wochen ein spezieller Kompressions-BH getragen werden, der das Implantat in dieser Zeit an der richtigen Stelle fixiert.

Jede Variante hat ihre Vor- und Nachteile. Die OP der Rekonstruktion mit körpereigenem Gewebe ist aufwändiger, Abstoßungsreaktionen sind aber ausgeschlossen. Das eingesetzte Gewebe altert mit dem Körper mit, und damit bleibt das Erscheinungsbild der rekonstruierten Brust auch auf Dauer natürlich. An den Entnahmestellen des Gewebes entstehen aber zwangsläufig Wunden, die während der weiteren Therapiephasen einer eventuellen Chemo- und/oder Strahlentherapie versorgt werden müssen. An den Entnahmestellen bleiben immer Narben zurück, die zu Bewegungseinschränkungen oder anderen Beschwerden führen können.

Ein Implantat einzusetzen, ist die einfachere OP und das Operationsfeld heilt schneller ab. Die Qualität der Implantate ist heute so gut, dass sie nicht mehr nach zehn Jahren getauscht werden müssen, was früher häufig der Fall war. Ein Implantat ist aber ein Fremdkörper und es kann sich auch noch nach Monaten eine Kapselfibrose ausbilden. Das Erscheinungsbild der rekonstruierten Brust mit einem Implantat verändert sich nach dem abgeschlossenen Heilungsprozess nicht mehr und im Laufe der Jahre kommt es zwangsläufig zur Asymmetrie beider Brüste.

Es kann keine generelle Aussage getroffen werden, welche Rekonstruktionsvariante die bessere ist. Wie bei der Therapie auch muss jede Brustre-konstruktion individuell betrachtet werden. Viele Begleitfaktoren spiele eine Rolle und eine aus-führliche Beratung mit den betreuenden Ärzten ist der beste Weg, die für sich richtige Entscheidung zu treffen.

Nach der Operation

Etwa drei bis vier Wochen nach der Operation ist die Wunde bei einer Brustkrebsoperation verheilt, wenn es nicht zu Wundheilungsstörungen kommt. Jede Patientin wird für sich feststellen, welche Bewegungen wieder schmerzfrei möglich sind. Häufig ist die Beweglichkeit des Armes auf der betroffenen Seite eingeschränkt und durch die Schonhaltung kommt zu schmerzhaften Schulter- und Nackenverspannungen.

Körperliche Anstrengungen wie Hausarbeit, schweres Heben, Strecken, ruckartige Bewegun-gen sollen noch mindestens acht Wochen nach der Operation vermieden werden.

Die ersten Nachsorgeuntersuchungen sollten unbedingt eingehalten werden, um Auffälligkei-ten im Heilungsprozess zu erkennen.

In dieser ersten Heilungsphase ist es wichtig, körperlich wieder fit zu werden, um für die weiteren Therapieschritte die bestmöglichen Voraussetzungen mitzubringen. Ausreichend Schlaf und moderate Bewegung an der frischen Luft sind eine gute Grundlage dazu.

Tipp:

In vielen Kliniken erhalten die Patientinnen direkt nach der Operation ein Herzkissen, ein wirklich nützliches Hilfsmittel, das dazu dient, den Arm auf der operierten Seite in allen erdenklichen Liege- oder Sitzpositionen abzupolstern und dadurch Schmerzen zu lindern. Mitglieder von ehrenamtlichen Brustkrebs-Selbsthilfegruppen fertigen diese Kissen an und verschenken sie an die Patientinnen. Wenn Sie nicht in diesen Genuss kommen, kaufen Sie sich ein herzförmiges Kissen, die Investition lohnt sich!

Die Chemotherapie

Eine Chemotherapie wird auch heute immer noch mit einer Schreckensvision verbunden. Man hat automatisch das Bild vor Augen, sich pausenlos zu übergeben und wochenlang apathisch im Krankenhaus zu liegen. Diese Vorstellung ist aber tatsächlich überholt. Auf dem Gebiet der Chemotherapie wurden im Vergleich zu vor zwanzig Jahren große Fortschritte gemacht.

Die „altbewährten" Medikamente werden immer noch mit großem Erfolg standardmäßig eingesetzt, und es sind neue hinzugekommen. Aber man hat dem „Management" der Nebenwirkungen in den letzten Jahren große Aufmerksamkeit geschenkt. Dadurch wird eine Chemotherapie heute um ein Vielfaches erträglicher empfunden, obwohl sie immer noch kein Spaziergang ist. Eine Chemotherapie ist anstrengend und kräftezehrend, daran führt kein Weg vorbei.

Bei einer Chemotherapie werden Medikamente gegeben, die sogenannten Zytostatika, die generell das Wachstum und die Teilung von schnellwachsenden Zellen generell hemmen.

Prinzipiell werden zwei verschiedenen Arten der Chemotherapien unterschieden, die neoadjuvante und die adjuvante Chemotherapie. Das bedeutet nichts anderes, als dass die Chemotherapie vor (neoadjuvant) oder nach der Operation (adjuvant) durchgeführt wird.

Die neoadjuvante Chemotherapie gewinnt immer mehr an Bedeutung. Sie hat den Effekt, dass der Tumor in der Regel zum Schrumpfen gebracht wird und im Anschluss an die Chemotherapie dann möglicherweise doch brusterhaltend operiert werden kann, was vorher vielleicht nicht möglich war. Außerdem können sehr kleine, noch nicht entdeckte Metastasenherde so bekämpft werden.

Neuere Studien haben gezeigt, dass unter der neoadjuvanten Chemotherapie in mehr als 80 % der Fälle eine deutliche Rückbildung des Tumors erfolgt und dass in etwa 75% der Fälle der Tumor sogar gänzlich zum Verschwinden gebracht werden kann.

Die adjuvante Chemotherapie erfolgt immer nach der Operation. Sie hat das Ziel, eventuell in den Körper „abgewanderte" Tumorzellen zu vernichten, um Metastasen vorzubeugen oder bereits vorhandene, aber nicht nachweisbare Metastasenherde zu zerstören.

Die Entscheidung, ob eine neoadjuvant oder adjuvant Chemotherapie empfohlen wird, hängt hauptsächlich vom Tumortyp ab.

Es gibt Konstellationen, bei denen heute auf eine Chemotherapie ganz verzichtet wird. Dabei handelt es sich um eine Patientengruppe, bei denen ein frühes Brustkrebsstadium diagnostiziert wurde und die ein niedriges Rückfallrisiko haben. Das trifft vor allem auf Hormonrezeptor-positive, HER2-negative Tumore ohne Beteiligung der Lymphknoten zu.

Eine generelle Empfehlung kann aber auch auf der Grundlage dieser Befunde allein nicht gegeben werden. Weiterführende diagnostische Verfahren, wie beispielsweise ein Gentest helfen dem

Behandlungsteam die Entscheidung zu treffen, ob eine Chemotherapie empfohlen wird oder nicht.

Die Zytostatika werden entweder als Infusion oder in Tablettenform verabreicht. Eine Chemotherapie erfolgt über mehrere Wochen oder Monate und unterteilt sich in einzelne Behandlungszyklen, bei denen sich Behandlungsphasen und Behandlungspausen abwechseln. Es können einzelne Medikamente oder Medikamentenkombinationen zum Einsatz kommen.

Vorbereitung auf die Chemotherapie

Vor jeder Chemotherapie steht immer ein längeres Aufklärungsgespräch, dass die Patientin in einer für sie verständlichen Sprache umfassend über die geplante Therapie informieren soll. Dieses Gespräch führt normalerweise eine Person aus dem Behandlungsteam und dafür sollte mindestens eine Stunde oder sogar länger eingeplant sein.

Heute liegen für diese Aufklärungsgespräche Leitfäden vor, an denen sich der Gesprächsführende orientiert, um alle relevanten Themen anzusprechen:

Der generelle zeitliche und organisatorische Ablauf der Therapie, die Dauer, die Erfolgsaussichten und die Risiken werden ausführlich besprochen.

Vor der Durchführung einer Chemotherapie stehen normalerweise weitere diagnostische Untersuchungen an. Beispielsweise soll der Vitamin D-Spiegel einen bestimmten Wert nicht unterschreiten und es wird eine Herzechografie durchgeführt, um während und nach der Chemotherapie eventuelle Auswirkungen der Chemotherapie auf das Herz feststellen zu können.

Alle eingesetzten Medikamente und ihre bekannten Nebenwirkungen werden erklärt und Sie erhalten ein Rezept über die Begleitmedikamente, die vor der Chemotherapie, am Therapietag und an den Tagen danach einzunehmen sind. Dabei handelt es sich um Kortison und ein Medikament zu Schutz der Nieren.

Im Aufklärungsgespräch werden außerdem allgemeine Verhaltensregel für den Therapiezeitraum gegeben, die sich bewährt haben. Beispielsweise soll Sonneneinstrahlung vermieden werden, genauso wie alkoholische Getränke und Nikotin. Saunabesuche sind in der Therapiezeit ausgeschlossen, da das Infektionsrisiko zu groß ist.

Außerdem wird besprochen, welche zusätzlichen Leistungen während der Therapie von den

Krankenkassen übernommen werden. Dazu gehört beispielsweise die Möglichkeit der Kostenübernahme von Taxifahrten zu den ambulanten Chemotherapie-Sitzungen, die aber mit der jeweiligen Krankenkasse abzuklären sind. Außerdem übernehmen fast alle Krankenkassen die Anfertigung einer Perücke.

Sollten Sie sich, aus welchen Gründen auch immer, nach dem Aufklärungsgespräch dazu entscheiden, auf eine Chemotherapie zu verzichten, ist das Ihr gutes Recht. Niemand kann Sie zu dieser Therapie zwingen.

Tipps zum Gespräch:

Lassen Sie sich von einer Person Ihres Vertrauens zu diesem Gespräch begleiten, vier Ohren hören immer mehr als zwei. Machen Sie sich Notizen, um das Gespräch später besser nachvollziehen zu können. Sie werden feststellen, dass Sie sich an manche Einzelheiten nach dem Gespräch nicht mehr erinnern können. Das ist vollkommen normal, die Informationsflut ist einfach enorm.

Notieren Sie sich vorab alle Fragen, die Sie beschäftigen oder die Ihnen Angst machen. Geschichten über Chemotherapien, die Sie vielleicht gehört haben, müssen auf ihre spezielle Therapie nicht zutreffen, gehen Sie ruhig ins Detail und fragen sie danach.

Fragen Sie nach den Nebenwirkungen in den unterschiedlichen Therapiephasen der Chemotherapie und lassen Sie sich beraten, wie Sie die Nebenwirkungen abmildern können.

Scheuen Sie sich nicht nach begleitenden, also komplementärmedizinischen Behandlungsverfahren zu fragen, die Ihnen die schulmedizinische Behandlung erleichtern können und fragen Sie nach Ansprechpartner auf diesen Gebieten, die möglicherweise sogar mit der Klinik zusammenarbeiten.

Alle Ihre Fragen sollen zu Ihrer Zufriedenheit beantwortet sein, wenn das Gespräch beendet ist. Lassen Sie sich aber auch einen Ansprechpartner aus dem Behandlungsteam nennen, dem Sie in den darauffolgenden Tagen noch Fragen stellen können, die Ihnen erst später einfallen.

Portkatheter

Ein Portkatheter, kurz Port genannt, ist ein dauerhafter Zugang zum venösen Blutkreislauf, der über eine lange Zeit genutzt werden kann, um die Zytostatika und andere Medikamente zu verabreichen.

Es handelt sich dabei um eine kleine, flache, runde Kammer, etwa so groß wie eine 20 Cent

Münze. An der Oberseite ist sie mit einer Silikonmembran verschlossen.

Von der Kammer geht ein dünner Schlauch ab, der sogenannte Katheter, der in eine Vene eingeführt wird. Der Port wird unterhalb des Schlüsselbeins direkt unter die Haut implantiert und die dabei entstehende kleine Wunde wird mit ein paar Stichen vernäht und ist in wenigen Tagen abgeheilt.

Der Port wird während der Chemotherapie genutzt, um die Medikamente zu verabreichen. Der unter der Haut liegende Port ist gut tastbar und zur Verabreichung der Medikamente wird mit einer speziellen Nadel durch die Haut die Silikonmembran angestochen und so gelangen die Medikamente sehr schnell in eine große Vene und werden von dort aus im ganzen Blutkreislauf verteilt.

Diese Methode ist viel schonender und unkomplizierter, als die Zytostatika bei jeder Therapiesitzung direkt in eine Armvene zu verabreichen. Die Medikamente schädigen die relativ kleinen Armvenen im Bereich der Einstichstelle sehr schnell und es käme zu Venenentzündungen, die so vermieden werden können.

Die OP zum Einsetzen des Ports wird normalerweise ambulant durchgeführt und dauert etwa eine Stunde. Sie hat, wie jede OP, mögliche Nebenwirkungen. Es kann zu Unverträglichkeiten der Narkose kommen, die Wunde kann sich infizieren und es kann in seltenen Fällen ein sogenannter Pneumothorax auftreten.

Ablauf der Chemotherapie-Sitzung

Die Chemotherapie wird heute ambulant durchgeführt. Stationäre Aufenthalte kommen heute eher selten vor, sind aber nicht ausgeschlossen, wenn beispielsweise Vorerkrankungen oder ein erhöhtes Risiko von Nebenwirkungen zu erwarten ist.

Die Chemotherapie wird in Zyklen durchgeführt, das bedeutet, dass auf einen Behandlungstag mehrere Tage oder wenige Wochen eine Behandlungspause eingelegt wird, damit sich der Körper wieder erholen kann.

Die ambulante Chemotherapie wird meist in eigens dafür eingerichteten Räumen mit speziellen, sehr bequemen Behandlungsstühlen oder Sesseln durchgeführt. Die Zytostatika und Medikamente gegen die Nebenwirkungen werden als Infusion über den Port verabreicht. Eine Behandlungssitzung kann bis zu sechs Stunden dauern, je nachdem, welche Medikamente verabreicht werden. Über den gesamten Behandlungszeitraum ist speziell geschultes Pflegepersonal anwesend, das sofort reagieren kann, sollte es notwendig werden.

Die Infusionen werden über mobile Infusionsständer verabreicht, sodass es möglich ist, sich frei zu bewegen und beispielsweise alleine zur Toilette zu gehen.

Während der Therapie kann man lesen oder Musik hören. In manchen Kliniken ist sogar die Begleitung durch Angehörige während der gesamten Therapiedauer erlaubt. Fast immer stehen kostenlose Getränke zur Verfügung. Einen kleinen Snack oder das Lieblingsgetränk sollte man allerdings selbst mitbringen.

Tipp:

Essen Sie vor der Chemotherapie eine kleine, leicht Mahlzeit und nehmen Sie sich einen Snack mit, eine Therapiesitzung nimmt ein paar Stunden in Anspruch.

Trinken Sie am Tag der Chemotherapie und am Tag danach mindestens 2 bis 3 Liter Flüssigkeit, am besten stilles Wasser oder Kräutertee. Die Medikamente müssen so schnell als möglich aus Ihrem Körper wieder ausgeschieden werden, um die Nebenwirkungen zu reduzieren.

Zur Chemotherapie trägt man am besten sehr bequeme Kleidung, das Oberteil mit einem Reißverschluss oder einer Knopfleiste in der Mitte, damit der Port einfach und schnell zu erreichen ist.

Außerdem sind flache, bequeme Schuhe zu emp-fehlen, da nach der abgeschlossenen Therapiesit-zung möglicherweise Schwindel oder Kreislauf-probleme auftreten können.

Nach der Chemotherapie-Sitzung

Nach der ambulanten Chemotherapie darf man wieder nach Hause. Bis zur nächsten Behandlung vergehen in der Regel 2-3 Wochen, in denen sich der Körper wieder erholen kann.

Bereits während der Chemotherapie kann man damit beginnen, viel zu trinken. Die Medikamente fluten den Körper und erreichen dabei den ge-wünschten Effekt, dann müssen sie aber so schnell als möglich den Körper wieder verlassen, um die Nebenwirkungen so gering wie möglich zu halten. 2 Liter pro Tag sollten es in den ersten Tagen mindestens sein.

Die Medikamente verfärben den Urin, was aber nach 1 bis 2 Tagen nachlässt. Durch den Entgif-tungsmechanismus der Haut kann es dazu kom-men, dass sich der Körpergeruch unangenehm verändert, was aber auch in wenigen Tagen wie-der vollständig verschwindet.

Die Zytostatika und auch das verabreichte Kor-tison können in den ersten Tagen zu Schlaflosig-keit und großen Unruhezuständen führen. Je nach

Medikament kann es auch zu Übelkeit und Erbrechen kommen.

Wenn es zu schwerwiegenden Symptomen kommt, wie beispielsweise Atemnot, Krampfanfällen, Blutungen oder Bewusstseinsstörungen, sollte man sich sofort mit der behandelnden Klinik in Verbindung setzen.

Leukozyten-Boost

Nach jeder Chemotherapie-Sitzung ist ein starker Abfall der Leukozytenzahlen zu beobachten, der durch die Zytostatika hervorgerufen wird. Dadurch ist das Immunsystem im Bereich der zellulären Abwehr sozusagen lahmgelegt. Mit einem Granulozyten Wachstumsfaktor, beispielsweise Neulasta®, der als Injektion am Tag nach der Chemotherapie verabreicht wird, kurbelt man die Produktion der weißen Blutkörperchen wieder an.

Diese Spritze ist überaus sinnvoll, da sie die Infektanfälligkeit um ein Vielfaches mindert, sie wird allerdings nicht immer gut vertragen. Die Symptome sind ähnlich einer fiebrigen Erkältung und im Prinzip passiert auch genau das. Die Produktion der weißen Blutkörperchen springt an und läuft zu Hochtouren auf. Das kann sich in Knochenschmerzen, erhöhter Temperatur, Erschöpfung und Abgeschlagenheit äußern.

Nebenwirkungen der Chemotherapie

Die Nebenwirkungen einer Chemotherapie entstehen durch die unspezifische Wirkung der Medikamente auf schnell wachsende Zellen. Nicht nur die Tumorzellen, sondern auch verschiedene gesunde Zellenpopulationen teilen sich sehr schnell und häufig, wie beispielsweise die Blutkörperchen, Zellen des Immunsystems, Schleimhautzellen, Zellen des Verdauungstraktes und die Haarzellen.

Generelle Nebenwirkungen können also nicht ausgeschlossen werden. Dazu zählt unter anderem der Abfall der Anzahl der Blutkörperchen und eine damit einhergehende Infektanfälligkeit. Es kann zu Schleimhautentzündungen und Hautausschläge kommen. Appetitlosigkeit, Übelkeit, Erbrechen und Verdauungsproblemen können auftreten, werden aber nicht immer von allen Medikamenten hervorgerufen.

Eine gefürchtete Nebenwirkung ist der Ausfall der Haare, wovon nicht nur das Kopfhaar, sondern auch die gesamte Körperbehaarung betroffen ist, die nach Abschluss der Therapie wieder nachwächst. Es kommt meist zu Schädigungen der Finger- und Zehennägel, die aber auch nach Abschluss der Therapie fast immer vollständig verschwinden.

Außerdem treten meist Einschlafstörungen, nächtliche Nervosität und auch Angstzustände auf. Erschöpfung und Fatigue stellt sich in fast allen Fällen mit fortschreitender Therapie ein.

Die Taxane verursachen meist Schädigungen an den Nerven der Hände und Füße, die sich als Kribbeln, „Ameisenlaufen", Taubheitsgefühl und Schmerzen äußern und sich als Polyneuropathie zu einer der Spätfolgen der Chemotherapie entwickeln können. Sie verursachen häufig allergische Reaktionen und es kommt zu Muskel- und Gelenkschmerzen.

Während der Chemotherapie wird Cortison verabreicht, was die Zytostatika um ein Vielfaches verträglicher macht. Damit verbunden sind allerdings auch die Nebenwirkungen des Cortisons, wie das sogenannte „Mondgesicht" mit der Morgenröte und eine Gewichtszunahme. Nach dem Absetzen des Cortisons verschwinden in der Regel auch die Nebenwirkungen.

Durch die gesamte Chemotherapie kann es zu Beeinträchtigungen des Gedächtnisses kommen. Man spricht vom sogenannten „Chemo-Brain".

Die zielgerichtete Krebstherapie

Bei den zielgerichteten Krebstherapien werden Medikamente verabreicht, die das Wachstum der

Tumorzellen direkt beeinflussen. Signalübertragungswege innerhalb der Tumorzellen oder Oberflächenmerkmale der Tumorzellen werden blockiert und so wird deren Wachstum gehemmt oder unterbunden.

Die bekannteste zielgerichtete Immuntherapie arbeitet mit Antikörpern gegen HER2-Rezeptoren. HER2-Rezeptoren sind Bindungsstellen für Wachstumsfaktoren an der Zelloberfläche, die bei HER2-positiven Tumoren in übermäßig großer Anzahl nachgewiesen werden können. Die spezifischen Antikörper gegen HER2-Rezeptoren blockieren die Andockstellen für die Wachstumsfaktoren und hemmen oder unterbinden so das Tumorwachstum.

Die Forschungen auf diesem Gebiet werden stetig vorangetrieben und in der Zwischenzeit sind weitere spezifische Merkmale bekannt, zu denen zielgerichtete Therapien bereits entwickelt werden oder schon wurden, die nach dem gleichen oder einem ähnlichen Prinzip funktionieren.

Da die Strukturen, gegen die spezifische Antikörper eingesetzt werden, auch an oder in gesunden Zellen vorkommen, können auch bei diesen Therapieformen Nebenwirkungen nicht ausgeschlossen werden.

Generell sollte bei einer HER2-Antikörpertherapie das Herz überwacht werden, da es belastet oder geschädigt werden kann. Die regelmäßigen Kontrollen sollten bis mindestens zwei Jahre nach der Therapie fortgeführt werden.

Zielgerichtete Tumortherapien werden als Infusion oder in Tablettenform über mehrere Zyklen, häufig in Kombination zur Chemotherapie verabreicht.

Nebenwirkungen der zielgerichteten Therapie

Je nach eingesetztem Medikament können als Folge der zielgerichteten Krebstherapie Hautausschläge und Nagelveränderungen auftreten.

Es kann zu Übelkeit, Kopfschmerzen und allgemeinen Erschöpfungszuständen kommen.

Außerdem können das Herz-Kreislauf-System, Leber oder Lunge betroffen sein.

Die Strahlentherapie

Zur Strahlentherapie wird sogenannte ionisierende Strahlung eingesetzt, die genau auf das zu bestrahlende Gewebe ausgerichtet wird. Die ionisierende Strahlung zerstören die Zell-DNA und

verhindern so das weitere Wachstum der Tumorzellen.

Gesunde Zellen, deren Bestrahlung nicht verhindert werden kann, sind gegenüber ionisieren-
der Strahlung sehr viel unempfindlicher. Über
körpereigene Reparaturmechanismen erholen
sich gesunde Zellen wieder, im Gegensatz zu Tumorzellen, die durch die Strahlung stark geschädigt werden und absterben.

Bestrahlt wird in der Regel nach brusterhaltenden Operationen oder wenn ein Tumor nicht rest-
los entfernt werden konnte, wenn ein erhöhtes Re-
zidivrisiko besteht oder wenn mehr als drei
Lymphknoten befallen sind.

Die Strahlentherapie beginnt, sobald die Chemotherapie abgeschlossen ist oder wenn keine
Chemotherapie erforderlich ist, sobald die Opera-
tionswunde verheilt ist, also frühestens drei Wochen, spätestens acht Wochen nach der Operation.

Sie wird über mehrere Wochen meist an fünf
Wochentagen durchgeführt.

Da das Bestrahlungsfeld mit der heutigen Gerä-
tegeneration sehr genau eingestellt werden kann,
sind die Nebenwirkung im Vergleich zu früher
verhältnismäßig gering.

Vorbereitung und Ablauf der Strahlentherapie

Am Beginn der Strahlentherapie steht eine genaue Bestrahlungsplanung. Dazu wird in fast allen Fällen eine Computertomographie (CT) durchgeführt. Es dient dazu, genaue Informationen zur Anatomie der Patientin und zur genauen Lage und Größe des Tumors zu erhalten. Mit sogenannten Schichtaufnahmen von 1-3 mm Dicke wird ein dreidimensionales Abbild des Oberkörpers erstellt, in den dann millimetergenau die Lage des Tumors und die Lage der zu schützenden umliegenden Organe eingezeichnet wird.

Auf der Grundlage dieser Darstellung erarbeiten der Facharzt und der Medizinphysiker zusammen den individuellen Bestrahlungsplan.

Bei der ersten Bestrahlung, die sogenannte Ersteinstellung, werden mit speziellen Stiften Markierungspunkte auf dem Körper angebracht, die es dem Behandlungsteam ermöglichen, im Verlauf der mehrwöchigen Behandlung immer wieder exakt die gleichen Einstellungen zu reproduzieren. Mit bildgebenden Verfahren wird bei der Ersteinstellung geprüft, ob der vorab erstellt Bestrahlungsplan genau eingehalten wird.

Die Strahlentherapie erfolgt dann in der Regel an 5 Tagen in der Woche über mehrere Wochen. Man liegt während der Bestrahlung mit freiem

Oberkörper auf einer Liege und das Gerät, der Linearbeschleuniger kreist um einen herum, man wird also nicht in eine vielleicht beklemmende Röhre hineingefahren. Die eigentliche Bestrahlung dauert nur wenige Minuten und verursacht keine Schmerzen. Man verbringt den Zeitraum der Bestrahlung alleine im Behandlungsraum, ist aber über eine Gegensprechanlage und eine Kamera mit dem Behandlungsteam in Kontakt.

Während der gesamten Strahlentherapie erfolgen in regelmäßigen Abständen ärztliche Untersuchungen um eventuell auftretenden Nebenwirkungen zu erkennen. Ihr behandelnder Arzt kann, wenn erforderlich, Blutbild- und weitere Laboruntersuchungen anordnen.

Am letzten Bestrahlungstag erfolgt ein eingehendes Abschlussgespräch, bei dem der bisherige Erfolg der Therapie und die weitere Vorgehensweise besprochen wird. Die erste Nachsorgeuntersuchung findet wenige Wochen nach Abschluss der Therapie statt und danach folgen weitere Termine in größeren, halbjährlich oder jährlichen Abständen.

Bei der konventionellen Standardtherapie wird eine Behandlungsdauer von 5 bis 6 Wochen angesetzt. Die Strahlendosis beträgt pro Fraktionierung (Einzeldosis) 1,8 bis 2,0 Gray. Am Ende der Behandlungsserie kann sich noch eine sogenannte Boost-Bestrahlung anschließen, eine Bestrahlung des Tumorbetts. Insgesamt kommt man auf eine Strahlenbelastung von ca. 60 Gray.

Bei der hypofraktionierten Strahlentherapie ist der Behandlungszeitraum und die Strahlendosis deutlich reduziert. Es werden nur noch 15 oder 16 Fraktionen mit je 2,6 Gray durchgeführt. Damit liegt die Gesamtbelastung bei etwa 40 Gray.

In der Zwischenzeit ist die hypofraktionierte Strahlentherapie mit Studien sehr gut belegt und kommt zu den gleichen Langzeitergebnissen wie die konventionelle Strahlentherapie. Aus diesem Grund wurde sie in die S3-Leitlinie aufgenommen *(© Leitlinienprogramm Onkologie | S3-Leitlinie Mammakarzinom | Version 4.4 | Juni 2021).*

Nebenwirkungen der Strahlentherapie

Durch den Einsatz modernster Geräte wird die Strahlentherapie heute sehr viel besser vertragen als noch vor ein paar Jahren. Das Bestrahlungsfeld kann präzise eingegrenzt werden und das umliegende Gewebe und angrenzende Organe sind besser geschützt. Trotzdem können Nebenwirkungen nicht ausgeschlossen werden, die aber meist wenige Wochen nach der Therapie wieder abklingen.

Die häufigste Nebenwirkung ist eine lokale Beeinträchtigung der Haut im bestrahlten Gebiet, die meist nach wenigen Wochen einsetzt. Die Haut kann sich wie nach einem starken Sonnenbrand röten und schmerzhaft verändern. Es können sich Blasen bilden, die Haut kann jucken und brennen und es können sich dunkle Flecken bilden. Außerdem kann die Brust anschwellen und es kann zu einer Überwärmung der Brust kommen.

Generelle Nebenwirkungen sind Müdigkeit (Fatigue), Unwohlsein und Kopfschmerzen, die man auch als „Strahlenkater" bezeichnet. Es kann zu Übelkeit und Erbrechen kommen, in seltenen Fällen auch zu Haarausfall. Werden Lymphknoten mitbestrahlt, besteht das Risiko eines Lymphödems.

Tipp:

Tragen Sie in dieser Zeit locker fallende Kleidung aus Baumwolle oder anderen weichen Naturfasern, die nicht einengen oder scheuern. Bügel-BHs tauscht man am besten gegen die bügellosen Varianten aus.

Benutzen Sie keine Cremes oder Salben, es sei denn, Ihr Arzt erlaubt diese ausdrücklich.

Die Hormontherapie

In vielen Fällen sind Brustkrebstumore hormonabhängig. Das bedeutet, dass die Tumorzellen an ihrer Zelloberfläche Andockstellen für die Hormone Östrogen und Progesteron tragen. Die körpereigenen Hormone binden über diese Andockstellen an den Tumorzellen an und fördern dadurch deren Wachstum. Genau an diesem Mechanismus setzt die Hormontherapie an.

Es gibt mehrere Wege und damit auch mehrere Medikamente, die zum gewünschten Ziel führen. Unter anderem hängt die Wahl des Medikaments davon ab, ob die Patientin die Wechseljahre schon hinter sich hat oder nicht.

Die gängigen Medikamente sind Tamoxifen, Aromatasehemmer, GnRH-Analoga und Fluvestrant. Tamoxifen und Aromatasehemmer werden in Tablettenform verabreicht und sind auf jeden Fall über mehrere Jahre einzunehmen, GnRH-Analoga und Fluvestrant werden als Depotspritzen gegeben, die Behandlung erfolgt auch über mehrere Jahre.

Auf dem Gebiet der Hormontherapie wird aktuell viel geforscht und es ergeben sich immer wieder neue Therapie-Optimierungen, die in die S3-Leitlinien einfließen. Welches Medikament wie lange eingesetzt wird, schlägt das Tumorboard vor.

Nebenwirkungen der Hormontherapie

Die Nebenwirkungen der Hormontherapie entstehen durch den Wegfall der körpereigenen Hormone. Man wird sozusagen direkt in die Wechseljahre hineinkatapultiert.

Durch den Wegfall der Hormone trocknet die Haut aus und das gilt sowohl für die Haut an der Körperoberfläche, als auch für die Schleimhäute. Hormonhaltige Cremes oder Salben dürfen nicht benutzt werden, da sie die Hormone in den Blutkreislauf abgeben und den gewünschten Effekt der Medikamente aufheben.

Es bleiben Urea-haltige Präparate für die Haut oder Feuchtigkeitscremes für den Intimbereich, die keine Hormone beinhalten. Von der Trockenheit können auch die Augen betroffen sein, wodurch es manchmal sogar zu einer Beeinträchtigung der Sehfähigkeit kommen kann.

Hitzewallungen sind eine sehr häufige Begleiterscheinung der Hormontherapie. Sie werden oft als sehr unangenehm empfunden, müssen aber in Kauf genommen werden, so hart das klingen mag. Nahrungsergänzungsmittel mit sogenannten Phyto-Östrogenen, die gesunde Frauen in den Wechseljahren häufig einsetzen, sind tabu, Östrogenen sind und bleiben Östrogene, auch wenn sie pflanzlich sind.

Eine weitere, nicht selten auftretende Nebenwirkung sind Gelenk- und Muskelschmerzen. Man kann es sich so vorstellen, dass die Hormone mit dafür verantwortlich sind, Sehnen und Muskeln geschmeidig zu halten und dass die Gelenke ausreichend „geschmiert" werden, damit sie reibungslos und schmerzfrei funktionieren. Aromatasehemmer können einen sogenannten Schnappfinger oder das Karpaltunnelsyndrom auslösen.

Eine weitere bekannte Nebenwirkung von Tamoxifen ist die Erhöhung des Thromboserisikos. Außerdem kann es zu Veränderungen der Laborwerte kommen, insbesondere des Leber- und des Fettstoffwechsels.

Sie verursachen Übelkeit, Kopfschmerzen und Schlafstörungen und es kann zu depressiven Verstimmungen kommen und das Interesse an Sex kann nachlassen.

Die Liste der Nebenwirkungen der Hormontherapie macht den hohen Stellenwert der Hormone im Zusammenspiel unseres gesamten Organismus in Bezug auf unser Wohlbefindend mehr als deutlich. Viele Frauen halten die Hormontherapie nicht über 5 Jahre oder länger durch und brechen die Einnahme ab. Damit lindern sie die Beschwerden, erhöhen aber auch gleichzeitig das Risiko eines Rückfalls. Das muss man sich klar vor Augen führen, wenn man darüber nachdenkt, die Hormontherapie abzubrechen.

Bei der Hormontherapie stellt sich nach einiger Zeit ein Gewöhnungseffekt ein, und manche Nebenwirkungen verschwinden sogar. Es ist aber nicht wegzudiskutieren, dass die Lebensqualität beeinträchtigt. Im Laufe der Zeit lernt man allerdings besser mit den verbleibenden Nebenwirkungen umzugehen und zu akzeptieren.

Leichter durch die Brustkrebstherapie

Die Diagnose Brustkrebs löst immer einen emotionalen Schock aus, der jede Patientin vollkommen unvorbereitet trifft. An Krebs erkrankt zu sein ist ein, wirft bei vielen die Fragen nach dem „Warum" oder „Warum gerade ich" auf oder sie stellen sich die Frage, „Was habe ich falsch gemacht, dass es mich erwischt hat". Risikofaktoren hin oder her, diese Frage kann niemand schlüssig beantworten.

Zusätzlich zur Diagnose Brustkrebs, die schlimm genug ist, sind dann fast immer Horrorgeschichten damit verbunden, die die Brustkrebstherapie betreffen: der Verlust der Haare, tagelanges Erbrechen, ein entstellter Körper und der Verlust der Weiblichkeit sind nur ein paar Schlagworte, die jeder Patientin spontan dazu einfallen.

Die Brustkrebstherapie ist kein Spaziergang, soviel steht fest. Sie ist ein monatelanger Kampf, der auf unterschiedlichen Ebenen geführt werden muss, um die Krebserkrankung zu überwinden. Nicht nur der physische Körper der Patientin ist davon betroffen, sondern auch ihre Psyche wird auf eine harte Belastungsprobe gestellt.

Das familiäre Umfeld wird unmittelbar durch die Erkrankung und die Therapie beeinflusst, genauso wie das weitere persönliche Umfeld mit

Freunden und Bekannten, und zuletzt auch das Arbeitsumfeld. Brustkrebs verändert nicht nur das eigene Leben.

Und Brustkrebs ist nicht irgendwann wieder vorbei, auch wenn man nach 5 Jahren überstandener Therapie von der sogenannten „Heilungsbewährung" spricht und offiziell als geheilt gilt. Brustkrebs ist eine chronische Erkrankung, die auch noch Jahre nach der Therapie Auswirkungen auf das Leben haben kann.

Hat man die Diagnose einigermaßen verdaut, kommt die nächste Welle von Fragen: Wie schafft man das alles? Wie meistert man die anstrengende Therapie? Wie bewahrt man sich einen großen Teil der Lebensqualität und die Lebensfreude?

WAS KANN ICH SELBST TUN?

Einen enorm wichtigen Beitrag, um die Brustkrebstherapie einfacher zu meistern, leisten komplementärmedizinische Behandlungsmethoden. Unter diesem Oberbegriff ist eine Vielzahl von Methoden zusammengefasst, die begleitend zur schulmedizinischen Therapie eingesetzt werden, um genau das zu erreichen. Sie lindern die Nebenwirkungen der Therapie oder bringen manche davon sogar zum Verschwinden. Sie wirken sich positiv auf die Lebensqualität aus und sie stärken das Vertrauen in die Heilungsprozesse des eigenen Körpers.

Komplementärmedizin - was ist das?

Komplementärmedizinische Behandlungsverfahren umfassen Therapieangebote, die begleitend und ergänzend zur Schulmedizin eingesetzt werden.

Sie sind nicht mit der Alternativmedizin zu verwechseln oder gleichzusetzen. Beide Disziplinen müssen strikt voneinander abgegrenzt werden. Bei alternativmedizinischen Behandlungsverfahren wird auf die schulmedizinische Behandlung komplett verzichtet. Komplementärmedizinische Behandlungsverfahren werden parallel zur schulmedizinischen Behandlung eingesetzt.

Prinzipiell ist festzustellen, dass das Interesse an komplementärmedizinischen Behandlungsmethoden stetig zunimmt. Diesem Umstand wird in der Zwischenzeit auch die Schulmedizin gerecht und seit 2021 liegt eine erste „S3-Leitlinie zur Komplementärmedizin in der Behandlung onkologischer Patient*innen" vor. Dabei werden die infrage kommenden Methoden „nach den Kriterien der evidenzbasierten Medizin beurteilt". *(Leitlinienprogramm Onkologie: Komplementärmedizin, o. D.)*

Viele der komplementärmedizinischen Verfahren sind allerdings nicht wissenschaftlich belegt, das heißt, sie entsprechen nicht den evidenzbasierten Kriterien.

Zu manchen Verfahren liegen nur wenige oder sogar keine verlässlichen Studien vor, mit denen der Erfolg der jeweiligen Methode unter wissenschaftlichen Gesichtspunkten bisher nachgewiesen wurde.

Das hat unterschiedliche Ursachen. Es gibt für viele von den Patienten beschriebenen Effekte entweder keine geeigneten Messverfahren oder die Teilnehmergruppen sind zu klein und/oder es fehlt eine geeignete Kontrollgruppe. Oder die durchgeführten Studien verfügen nicht über eine hinreichende statistische Auswertbarkeit, weil der Studienaufbau nicht den heutigen wissenschaftlichen Standards entspricht.

Fast alle Brustkrebspatientinnen möchten aber aktiv zum Therapieerfolg beitragen und informieren sich deshalb über komplementärmedizinische Behandlungsverfahren. Mehr als die Hälfte der Patientinnen findet für Sie geeignete Methoden, um die schulmedizinische Behandlung zu begleiten und zu unterstützen.

Es gibt eine Vielzahl von Behandlungsmethoden, die unter dem Begriff der Komplementärmedizin zusammengefasst werden. Zu ihnen gehören auch zum Teil jahrhundertealte Konzepte, die sich (ohne Anspruch auf Vollständigkeit) in Anlehnung an das National Institute of Health in mehrere Gruppen einteilen lassen. (*Complementary, Alternative, or Integrative Health: What's In a Name?, o. D.*)

- Physikalische Therapien wie Manuelle Therapie, Lymphdrainage und Massage
- Homöopathie
- Verfahren, die auf Naturprodukte wie Heilkräuter oder andere natürlich vorkommende Stoffe wie Propolis zurückgreifen
- Verfahren, die Vitamine und andere Nahrungsergänzungsmittel empfehlen
- Verfahren, die mit Energiefeldern arbeiten, wie Reiki oder Shiatsu
- Verfahren, die die Einheit von Körper und Geist und deren Wechselwirkungen nutzen, wie Yoga, Tai-Chi, Meditations- und Entspannungstechniken
- Bewegungskonzepte wie LifeKinetik® und Ausdauertraining

Nicht alle komplementärmedizinischen Behandlungsmethoden werden in Deutschland von den gesetzlichen Krankenkassen erstattet.

Homöopathie

Der Begriff Homöopathie kommt aus dem Griechischen und bedeutet so viel wie „Ähnliches Leiden". Gemeint ist damit das Wirkprinzip der Homöopathie: „Ähnliches möge mit Ähnlichem geheilt werden". Dieses seit Hippokrates (um 400 v. Chr.) bekannte Prinzip war im Mittelalter von dem berühmten Arzt Paracelsus schon einmal aufgegriffen worden. Doch erst Hahnemann erkannte die zugrundeliegenden Gesetzmäßigkeiten, führte systematische und wissenschaftliche Untersuchungen dazu durch und baute das Prinzip zu einer umfassenden Heilmethode aus. *(Sommer, Sven: Homöopathie, Heilen mit der Kraft der Natur, 2005)*

Er führte mit seinen Schülern zahlreiche Selbstversuche mit pflanzlichen, tierischen und mineralischen Substanzen durch und protokollierte alle auftretenden Symptome genau. Er verglich die so entstandene Symptomliste, die er als Arzneimittelbilder bezeichnete, mit bekannten Krankheitsbildern und fand so die Substanzen, die ähnliche Symptome hervorriefen wie die eigentliche Erkrankung. In zahlreichen weiteren Versuchen setzte er die gefundenen Substanzen ein und erzielte erstaunliche Heilerfolge, die ihm die generelle Wirksamkeit des Prinzips bestätigten.

Bei den Behandlungen stieß er aber auf ein großes Problem. Viele dieser Stoffe waren je nach Konzentration toxisch und riefen starke Reaktionen hervor. Wie er auf das spezielle Prinzip der Potenzierung gekommen ist, ist leider nicht genau belegt. Bei der Potenzierung wird die Ausgangssubstanz verdünnt und „verschüttelt" und danach wieder verdünnt und „verschüttelt" und so weiter.

Wird ein Mittel in einer 10er Potenz hergestellt, wird die Ausgangssubstanz 1:10 verdünnt und verschüttelt und man erhält eine Potenzierung, die als D1 (Dezimalpotenz) bezeichnet wird. Benötigt man eine Substanz in einer D6 Potenzierung, wird dieser Vorgang fünfmal wiederholt. Homöopathische Potenzen unterscheiden sich von normalen physikalischen Verdünnungen. Durch das Verschütteln werden die höheren Potenzen der Substanzen wirksamer und nicht schwächer, wie man annehmen könnte. Niedrige Potenzen wirken auf der körperlichen Ebene, hohe Potenzen auf der geistig-seelische Ebene.

Um das passende homöopathische Mittel zu finden, bedarf es einer umfangreichen Anamnese und einer genauen Beobachtung der Symptome und der sogenannten Modalitäten, also den Begleitumständen, die das Befinden des Patienten verbessern oder verschlechtern.

Homöopathische Arzneien werden als Globuli, als Tinkturen oder in Tablettenform angeboten.

Fakten zur Homöopathie

Homöopathische Arzneimittel enthalten keine Giftstoffe und es gibt keine Wechselwirkungen mit anderen Medikamenten, auch nicht mit den Zytostatika. Außerdem treten durch homöopathische Arzneimittel keine Nebenwirkungen auf.

Können homöopathische Mittel Krebs heilen? Nein!

Die in diesem Buch beschriebene homöopathische Behandlung ist als klassische komplementäre Therapie zur konventionellen Brustkrebstherapie zu verstehen, die begleitend zu schulmedizinischen Krebstherapie eingesetzt wird. Sie ist keine Ersatztherapie für bestimmte schulmedizinische, unterstützende Therapien wie beispielsweise Antibiotika.

Die homöopathische Behandlung sollte unbedingt in Ansprache mit dem behandelnden Onkologen erfolgen und nicht verheimlicht werden.

Homöopathische Arzneien enthalten keine aktiven Wirkstoffe wie Antioxidantien, Vitamine oder Pflanzenzubereitungen.

Die Homöopathie ist in wissenschaftlich Kreisen noch immer mehr als umstritten und wird teilweise sogar vollständig negiert, streng nach dem Grundsatz, „Was nicht mehr nachweisbar ist, kann auch nicht wirken". In vielen Studien wird der Effekt der homöopathischen Arzneien in den Bereich der Placebo-Effekte verwiesen. Sie werden als wirkungslos und von einigen „Experten" sogar als riskant eingestuft.

Fakt ist, im 21. Jahrhundert stehen (noch immer) keine wissenschaftlichen Nachweismethoden zur Verfügung, um die pharmakologische Wirksamkeit von homöopathischen Arzneimitteln nachzuweisen oder zu beweisen.

Präparategruppen in der Homöopathie

Homöopathische Arzneien kann man aufgrund ihrer Ausgangssubstanzen in verschiedene Gruppen unterteilen. In der komplementärmedizinischen homöopathischen Behandlung bei Krebserkrankungen kommen alle Präparategruppen zum Einsatz. Neben den klassischen homöopathischen Arzneimitteln aus Pflanzen und Mineralien gibt es noch weitere Substanzen, die nach dem gleichen Prinzip potenziert werden.

Klassische homöopathische Präparate

Sie werden aus pflanzlichen oder mineralischen Substanzen hergestellt. Ihre Ausgangssubstanz, die sogenannte Urtinktur, ist meist ein alkoholischer Auszug aus Pflanzenteilen oder den mineralischen Grundstoffen, die zur Potenzierung herangezogen wird.

Nosoden/Sarkoden

Grundsätzlich kann man Nosoden und Sarkoden voneinander unterscheiden. Diese Unterscheidung wird aber selten beachtet und beide Präparategruppen werden unter dem Begriff der Nosoden zusammengefasst. Ihre Wirkungsweise beruht auf dem Gleichheitsprinzip, das auf dem Amerikaner Constantin Hering zurück geht. Das bedeutet, dass „Gleiches mit Gleichem" geheilt werden soll. Der Vollständigkeit halber sind hier die Unterschiede beider Gruppen erklärt.

Sarkoden

Bei den Sarkoden handelt es sich um Organpräpate, die aus verdünnten und hochpotenzierten Zubereitungen von Organen bestehen. *(Genneper, Thomas und Wegener, Andreas, Lehrbuch der Homöopathie, 2001.)* Sie werden ergänzend zur homöopathischen Behandlung bei reversiblen, also rückgängig zu machenden Organschädigungen eingesetzt. Die Organe werden aus biologisch aufgezogenen und tiermedizinisch kontrollierten Schweinen oder Kaninchen gewonnen und unterliegen den für pharmazeutische Zubereitungen geltenden Sicherheitstests auf Bakterien oder Viren. *(Bagot, Jean-Lionel: Krebs und Homöopathie, 2015)*

Nosoden

Nosoden werden aus den Rohstoffen von pathologischem bzw. pathogenem Material oder aus den Rohstoffen von Krankheitserregern wie Viren oder Bakterien hergestellt. Das Ausgangsmaterial wird immer sterilisiert und damit ist eine Infektion ausgeschlossen.

Isopathie

Ihre Wirkungsweise beruht ebenfalls auf dem Gleichheitsprinzip, das auf dem Amerikaner Constantin Hering zurückgeht.

Im Verlauf der Chemotherapie oder der Hormontherapie können isopathische Arzneimittel eingesetzt werden, die aus den eingesetzten Medikamenten oder Wirkstoffen potenziert werden. Unbedingt zu beachten ist, dass diese homöopathischen Arzneimittel die Wirkstoffe selbst nicht ersetzen! Die reguläre Behandlung mit allen Zytostatika und den Präparaten der Hormontherapie erfolgt wie im Behandlungsplan vorgesehen. Die potenzierten Wirkstoffe verbessern lediglich deren Verstoffwechselung und helfen, die Verträglichkeit der Medikamente zu verbessern. Sie werden grundsätzlich NACH der regulären Therapie eingesetzt.

Antidot

Als Antidot bezeichnet man ein Gegengift, das ein im Körper vorhandenes Gift unschädlich macht. In der komplementären Begleittherapie von Krebserkrankungen wird beispielsweise Cortison zu Cortisonium potenziert und zur Behandlung der Nebenwirkungen von Cortison eingesetzt.

Einsatz der Homöopathie

Dr. Jean-Lionel Bagot hat 2013 das Buch „Krebs und Homöopathie" veröffentlicht, das mittlerweile in der 4. erweiterten Auflage vorliegt *(Bagot, Jean-Lionel: Krebs und Homöopathie, 2015)*. Er stellt sein umfangreiches Wissen und seine Erfahrungen aus der jahrzehntelangen Behandlung der Nebenwirkungen unterschiedlicher onkologischer Therapien für ein breites Publikum zur Verfügung. Die Brustkrebstherapie mit ihren unterschiedlichen Therapiephasen ist eine der onkologischen Erkrankungen, die eingehend besprochen wird.

„Krebs und Homöopathie" ist ein für Laien sehr gut geeignetes Arbeitsbuch, das es ermöglicht, physiologische Zusammenhänge zwischen der Therapie und den auftretenden Symptomen zu verstehen und Schlüsse daraus zu ziehen.

Dr. Bagot beschreibt detailliert die Symptome und die sogenannten Modalitäten, also die Umstände, die das Symptom lindern oder verschlimmern, um das geeignete Mittel zu finden. Außerdem gibt er genaue Verordnungsvorlagen in tabellarischer Form an, die bei der Einnahme unterschiedlicher Mittel zu unterschiedlichen Tageszeiten sehr hilfreich sind.

In den unterschiedlichen Abschnitten der Therapie stehen verschiedene homöopathische Arzneimittel zur Verfügung, die den Heilungsprozess fördern, beziehungsweise die Nebenwirkungen lindern oder zum Verschwinden bringen können.

Anm. d. A.: Ich danke Hr. Dr. Bagot an dieser Stelle sehr herzlich für die Erlaubnis, aus seinem Buch „Krebs und Homöopathie" zitieren zu dürfen.

Nach der Diagnose

So vielfältig die Reaktionen auf die Mitteilung der Diagnose Brustkrebs sind, so vielfältig sind auch die Mittel, die die Homöopathie bietet, um ihnen zu begegnen. Vor allem in dieser ersten Phase wird deutlich, wie sich die Symptome unterscheiden und damit auch ein anderes Mittel infrage kommt.

Um auf der psychischen Ebene anzusetzen, werden Potenzen von C12 bis C30 verwendet. Man nimmt dreimal täglich 5 Globuli bis zum Verschwinden der Symptome. Außerdem sollte man nur ein Mittel gezielt verwenden, um den größtmöglichen Effekt zu erzielen. Die Beobachtung der eigenen Symptomatik spielt also eine große Rolle.

Arnica

Schockzustand. Man fühlt sich wie nach einem Schlag auf den Kopf, Patient hält sich für unverzichtbar an seinem Arbeitsplatz.

Staphisagria

Große Ungerechtigkeit steht im Vordergrund. „Warum gerade ich?", „Was habe ich nur getan?", „Was werden die anderen denken?" Die Erkrankung wird als Schande empfunden.

Sepia

Resignation und Niedergeschlagenheit sind immer vorhanden, aber die größte Sorge gilt der Familie, die von der Patientin nicht mehr versorgt werden kann. Die Reaktion ist depressiv und pessimistisch, alles wird schwarz gesehen und man rechnet mit dem Schlimmsten. Die Patientin will nicht getröstet werden.

Ignatia

Die Stimmung schwankt von himmelhochjauchzend bis zu Tode betrübt. Man stellt fest, dass man nicht unverwundbar ist und das geht mit Trauer einher. Nach der Diagnose kommt eine Phase der großen Erschöpfung, der Kummer wird still ertragen.

Arsenicum album

Angst, Todesangst ist das vorherrschende Gefühl. Die Patientin hat in Ihrem Leben alles getan, um eine ernsthafte Erkrankung zu vermeiden, aber alles war umsonst. Die Behandlung wird gewissenhaft durchgeführt, die Medikamenteneinnahme wird genau protokolliert.

Nux vomica

Wut dominiert. Wut auf die Ärzteschaft, die für das ganze Übel verantwortlich ist, da die entsprechenden Untersuchungen nicht früh genug durchgeführt wurden. Ebbt die Wut ab, beginnt der

Kampf ums Überleben. Untätigkeit ist das Schlimmste.

Pulsatilla

Pulsatilla eignet sich für Patientinnen mit einem sanften und schüchternen Gemüt, die schnell traurig sind, sich aber auch schnell ermutigen lassen. Resignation und das Bedürfnis nach Trost stehen im Vordergrund. Die Launen sind schnell wechselhaft.

Aconitum napellus

Die Mitteilung der Diagnose wird wie ein Todesurteil aufgefasst. Der Tod ist nah. Angstanfälle wiederholen sich vor allem um Mitternacht. Was wie ein lebensbedrohlicher Notfall erscheint, ist die Angst vor dem Tod.

Nach dem operativen Eingriff

Arnica montana D12

Das erste große Mittel nach operativen Eingriffen ist Arnica. Es wirkt sich positiv auf die Blutergüsse und Schwellungen und die dadurch hervorgerufenen Schmerzen aus.

Staphisagria C12

Das zweite große Mittel nach operativen Eingriffen zur Beschleunigung der Heilung von „geraden Schnitten" nach Operationen ist Staphisagria.

Man nimmt von beiden Mitteln jeweils 5 Globuli im Wechsel mehrmals am Tag mit mindestens 2 Standen Abstand. Nach ein paar Tagen vergrößert man die Abstände, bis man nach etwa 2 Wochen für ein paar Tage nur noch morgens Arnica und abends Staphisagria einnimmt.

Während der Chemotherapie

Während der Chemotherapie lassen sich zwei große Gruppen von Nebenwirkungen unterscheiden: die generellen Nebenwirkungen einer Chemotherapie und spezifische Nebenwirkungen auf die jeweils eingesetzten Zytostatika, die sich deutlich voneinander unterscheiden.

Die generellen Nebenwirkungen treten unabhängig von den eingesetzten Medikamenten auf und sind letztendlich auf die „geführte Vergiftung" des Körpers zurückzuführen. Sie treten über den gesamten Verlauf der Chemotherapie auf. Der Körper kämpft mit Giftstoffen, die gezielt verabreicht werden, um einen bestimmten Effekt zu erzielen und das äußert sich in allgemeinen Symptomen.

Generelle Nebenwirkungen

Folgende generelle Nebenwirkungen treten über den gesamten Verlauf der Chemotherapie auf:

- Nächtliche Nervosität, Einschlafstörungen
- Leukozytenabfall
- Fatigue
- Angstzustände
- Nebenwirkungen der Cortison-Therapie

Nächtliche Nervosität, Einschlafstörungen

Einschlafstörungen sind eine häufige Begleiterscheinung währen der gesamten Chemotherapie.

Coffea cruda C6

Dreht sich das Gedankenkarussell unaufhörlich und überholen sich unterschiedliche Gedankenstränge, plappert das Gehirn unentwegt und treten Ängste auf, können 5 Globuli vor dem Schlafengehen eingenommen werden.

Aconitum napellus D12

Dominieren die Ängste, die einen regelrecht übermannen, Puls und Blutdruck steigen an und man hat das Gefühl, eine Panikattacke zu entwickeln, kann man zu 5 Globuli *Aconitum napellus* greifen. Sie wirken bei Bedarf eingenommen, beruhigend und lösen Ängste auf.

Leukozytenabfall (Kombinationstherapie)

Natrium chloratum C12 (=Natrium muriaticum)

Silicea C6

Medulla ossium D6

Nach jeder Chemotherapie fallen die Leukozyten-zahlen dramatisch ab. Die konventionelle Therapie sieht dann die Gabe eines Granulozyten Wachstumsfaktor vor, beispielsweise das Präparat Neulasta®. Manche Menschen reagieren mit übermäßigen Nebenwirkungen auf dieses Medikament. In Absprache mit dem Onkoteam (!) besteht die Möglichkeit, die Neulasta®-Spritze durch diese homöopathische Kombinationstherapie zu ersetzt. Dabei geht man wie folgt vor:

An Tag 1 und 2 nach der Chemotherapie werden am Morgen und am Abend im Abstand von einer Viertelstunde jeweils 5 Globuli *Natrium chloratum,* dann *Silicea* und zum Schluss *Medulla ossium* eingenommen.

Beim ersten Einsatz der Kombinationstherapie sollten die Leukozyten-Werte einmal pro Woche kontrolliert werden, um deren Anstieg zu beobachten. Sie müssen vor der nächsten Chemotherapie einen bestimmten Grenzwert überschreiten, damit die Therapie fortgesetzt werden kann. Ist die Kombinationstherapie erfolgreich, genügt für die weiteren Therapiezyklen die standardmäßige Blutbildkontrolle ein paar Tage vor der nächsten Therapiesitzung.

Fatigue

Phosphoricum acidum C12

Die Fatigue wird meist mit fortschreitender Che-motherapie zu einem immer größeren Handicap. Sie zeichnete sich durch körperliche und geistige Erschöpfung aus, die durch Schlaf nicht gelindert werden kann. Die tägliche Einnahme von 5 Globuli zeigen eine sehr gute Wirkung.

Angstzustände

Aconitum napellus D12

Ängste sind vor allem beim Einschlafen und nach dem nächtlichen Aufwachen immer wieder ein großes Thema. Aconitum napellus wird auch als „homöopathisches Benzodiazepin" bezeichnet. Benzodiazepine wirken beruhigend bis schlafför-dernd, angstlösend und muskelentspannend. Die Gabe von 5 Globuli bei Bedarf wirkt sehr schnell und löst Ängste auf.

Nebenwirkungen der Cortison-Therapie

Cortisonium C12

Cortison ist ein wichtiges Medikament aus der konventionellen Therapie, das zur Vermeidung massiver Nebenwirkungen bei der Chemotherapie eingesetzt wird. Es wirkt entzündungshemmend und gegen unspezifische Reizungen oder allergische Reaktionen auf die Zytostatika. Es sollte unter allen Umständen nach der empfohlenen Dosierung eingenommen werden!

Die typischen Nebenwirkungen von Cortison sind das Mondgesicht mit der Gesichtsröte, Wassereinlagerungen und damit einhergehend eine Gewichtszunahme.

Mit *Cortisonium C12* beginnt man nach der abgeschlossenen Chemotherapie. Es werden täglich 5 Globuli am Morgen und am Abend eingenommen. Nach zwei bis drei Wochen kann man die Nebenwirkungen so fast zum Verschwinden bringen. In den weiteren Wochen kann man *Cortisonium* dann ausschleichen, beispielsweise nur noch an 3 Tagen in der Woche einmal täglich 5 Globuli einnehmen, dann für zwei Wochen nur noch einmal die Woche.

Nebenwirkungen der EC-Therapie

Die Nebenwirkungen der EC-Therapie sind sehr gut bekannt. In den meisten Fällen kommt es neben dem Abfall der Leukozyten zu Übelkeit und Erbrechen, Kopfschmerzen und Haarausfall am ganzen Körper. Den Haarausfall am ganzen Körper kann auch mit dem Einsatz homöopathischer Mittel nicht verhindert werden. Das Haarwachstum stellt sich nach Abschluss der Chemotherapie von selbst wieder ein.

Übelkeit und Brechreiz

Nux vomica D6

Es ist das große Mittel bei Übelkeit im Rahmen der EC-Therapie. Bereits während der EC-Infusion kann man 5 Globuli einnehmen und dann bei aufkommender Übelkeit alle Stunde weitere 5 Globuli zu sich nehmen, so lange die Übelkeit andauert. Kommt später erneut Übelkeit auf, kann man wieder 5 Globuli alle Stunde nehmen, so lange die Übelkeit andauert. So kann Erbrechen in den meisten Fällen verhindert oder zumindest stark reduziert werden.

Okubaka C6

Sollte Nux vomica nicht greifen, kann auf Okubaka umgeschwenkt werden. Die Dosierung ist die gleiche, 5 Globuli alle Stunde so lange die Übelkeit andauert.

Nebenwirkungen der Taxan-Therapie

Die Nebenwirkungen der Taxan-Therapie sind sehr gut bekannt. Es kommt in den meisten Fällen zu Kribbeln und Ameisenlaufen an den Extremitäten, die sich als Polyneuropathie manifestieren können. Es kommt zu Schädigungen der Finger- und Zehennägel, einem Abfall der Leukozyten und zu Magen-Darm-Störungen aller Art. Übelkeit und Brechreiz treten eher selten auf.

Allgemeinsymptomatik der Taxane

Die Kombination aus *Graphites* und *Sulfur* ist ein sehr gut geeignetes Mittel gegen die Allgemeinsymptomatik bei der Taxan-Therapie. Von beiden Mitteln werden jeweils 5 Globuli abends an Tag 1, 2 und 3 nach der Taxan-Infusion im Abstand von einer Viertelstunde eingenommen. Damit gelingt es, die Nebenwirkungen der Taxane auf ein niedrigeres Niveau zu senken, das leichter erträglich ist.

Graphites C12

Graphites entspricht am besten der Gesamtheit der Symptome, die durch die Taxane verursacht werden.

Sulfur C12

Sulfur wird eingesetzt bei Vergiftungen durch Medikamente, wenn die Bettwärme nicht gut vertragen wird und die Füße unter der Decke hervorgestreckt werden. Es dient kurzfristig eingenommen als „Aufräumer", wenn sich viele Symptome überdecken. Sulfur verursacht übelriechende Winde, hilft aber sehr gut.

Metallischer Geschmack durch Taxane

Geschmacksveränderungen sind eine sehr unangenehme Begleiterscheinung der Taxan-Therapie. Jede Patientin muss für sich selbst Lebensmittel herausfinden, die sie als angenehm empfindet, dazu können keine allgemeinen Empfehlungen abgegeben werden. Mercurius mildert die Geschmacksveränderungen deutlich, bringt sie aber leider nicht ganz zum Verschwinden.

Mercurius solubilis Hahnemanni C12

Bei metallischen Veränderungen des Geschmacks, der mit schlechtem Atem einhergeht. 5 Globuli dreimal täglich über mehrere Tage.

Muskelschmerzen durch Taxane

Eine klassische Nebenwirkung der Taxane sind Muskelschmerzen, die einem sehr starken Muskelkater ähneln. Sie treten in fast allen Fällen auf. Besonders betroffen davon sind die großen Muskelgruppen der Beine, vor allem die Vorderseite der Oberschenkel aber auch die gesamte Schultermuskulatur.

Rhus Toxicodendron D6

Bei Muskelschmerzen und Schweregefühl der Beine, täglich 5 Globuli.

Picrum acidum C6

Alternativ dazu können von diesem Mittel bei Muskelschmerzen und Schweregefühl der Beine täglich 5 Globuli genommen werden.

Polyneuropathie durch Taxane

Nervus medianus D7

Sulfur C12

Unter der Taxan-Therapie entwickeln viele Patientinnen eine mehr oder weniger ausgeprägte Polyneuropathie an den Füßen mit Kribbeln, Ameisenlaufen, Brennen der Fußsohlen in der Nacht und einem Taubheitsgefühl an den Fußsohlen. Sie wird als sehr unangenehm empfunden. Es kommt zu schmerzhaften, brennenden Fußsohlen, die einen sogar am Durchschlafen hindern. Von beiden Mitteln werden jeweils 5 Globuli am Morgen und am Abend im Abstand von einer Viertelsunde eingenommen.

Übelkeit und Brechreiz durch Taxane

Okubaka C6

Es ist das große Mittel bei Übelkeit und Verdauungsstörungen nach „Vergiftungen" mit Taxanen, die durch warme Getränke und Nahrung besser werden. Es werden 5 Globuli ab der Verabreichung der Zytostatika alle 2 Stunden genommen, so lange die Übelkeit andauert.

Während der Strahlentherapie

Die Nebenwirkungen sind durch die neuen Bestrahlungstechniken im Vergleich zu früher stark zurückgegangen. Trotzdem geht aber die Strahlentherapie auch heute noch mit Nebenwirkungen einher, die von Person zu Person stark unterschiedlich sind.

Ein gesunder Lebenswandel, Ruhephasen nach jeder Therapiesitzung, Bewegung und viel frische Luft helfen dabei, die Lebensqualität zu verbessern.

Fatigue

Die häufigste Nebenwirkung ist die Fatigue. Sie entwickelt sich im Verlauf der Therapie und verschwindet in den häufigsten Fällen ein paar Wochen nach der Therapie wieder.

Phosphoricum Acidum C12

Die Fatigue zeichnete sich durch körperliche und geistige Erschöpfung aus, die durch Schlaf nicht gelindert werden kann. Die tägliche Einnahme von 5 Globuli zeigen eine sehr gute Wirkung.

Physiotherapie

Die Physiotherapie ist eine konservative Form der äußerlichen Anwendung von Heilmitteln und beinhaltet die ganzheitliche Therapie des Körpers, orientiert an den anatomischen und physiologischen Gegebenheiten. Als Heilmittel kommen dabei gezielte Reize und beispielsweise Anwendungen von Wärme, Druck oder Kälte vor. Die Begriffe "Physiotherapie" und "physikalische Therapie" werden teilweise synonym verwendet, teilweise wird die physikalische Therapie als Teilbereich der Physiotherapie angesehen. *(DocCheck, o. D.)*

Zu den physikalischen Therapien gehören unter anderem die manuelle Lymphdrainage und die manuelle Therapie. Diese Behandlungsverfahren wirken auf den gesamten Organismus. Sie dienen dazu, den gesamten Lymphfluss wieder in Gang zu bringen und die körperlichen Einschränkungen an Nerven und Muskelgewebe wieder zum Verschwinden zu bringen und die vorherige Funktion wieder (annähernd) herzustellen.

Insgesamt lindern diese Behandlungsmethoden Schmerzen im gesamten Bewegungsapparat, sie geben der Patientin wieder das Vertrauen in ihren Körper zurück und fördern das körperliche Wohlbefinden deutlich.

Physikalische Therapien sind ein wichtiger Baustein für den gesamten Therapieverlauf. Es kann sofort nach der Operation damit begonnen werden.

Sie während der Chemotherapie einmal pro Woche durchzuführen, ist sehr hilfreich, um die Lebensqualität in dieser Zeit deutlich zu verbessern. Fragen Sie nach, wenn Ihnen diese Behandlungsmethoden nicht angeboten werden!

Manuelle Lymphdrainage

Die Manuelle Lymphdrainage ist eine in Deutschland von den Krankenkassen anerkannte Leistung, die von Physiotherapeuten mit einer speziellen Zusatzausbildung durchgeführt werden darf. Sie stellt eine spezielle Massagetechnik dar, die dazu eingesetzt wird, Flüssigkeitsansammlungen im Gewebe oder Schwellungen abzubauen. Sanfte, ausstreichende, sogenannte abtrainierende Bewegungen führen dazu, dass die Lymphgefäße angeregt werden, überschüssige Lymphflüssigkeit abzutransportieren.

Zu Beginn der Behandlung werden die großen Lymphgefäße der betroffenen Körperseite behandelt und darauf vorbereitet, die vermehrt anfallende Lymphflüssigkeit aus dem betroffenen Gebiet besser abzuleiten. Im Verlauf der Behandlung konzentriert sich der Therapeut dann auf das betroffene Gebiet.

Das Lymphsystem übernimmt eine wichtige Funktion in der Immunabwehr. Die Lymphe fließt durch ein Netz von Lymphgefäßen, die den gesamten Körper durchziehen. Ähnlich wie die Blutgefäße Sauerstoff und Nährstoffe zu den Zellen transportieren, wird über das Lymphsystem Flüssigkeit aus dem Gewebe abtransportiert.

Die Lymphbahnen sind immer wieder durch Lymphknoten unterbrochen. Bakterien und andere schädliche Stoffe werden in den Lymphknoten herausgefiltert und unschädlich gemacht und die so gereinigte Lymphflüssigkeit fließt am Ende des Lymphkreislaufes über die obere Hohlvene wieder in den Blutkreislauf.

Lymphödem

Bei einer Burstkrebsoperation wird meist der Wächterlymphknoten, auch Sentinel-Lymphknoten genannt, in der Achselhöhle entfernt und bereits während der Operation histologisch untersucht. Werden im Wächterlymphknoten keine bösartigen Zellen gefunden, kann man davon ausgehen, dass der Brustkrebs noch nicht gestreut hat. Ist der Wächterknoten befallen, werden weitere, unter Umständen alle Lymphknoten im betroffenen Arm entfernt.

Durch die Entfernung der Lymphknoten kommt es zu Stauungen im Lymphsystem des betroffenen Armes. Die Schwellungen sind am Anfang nicht schmerzhaft, schränken aber bald die Bewegungsfähigkeit ein. Wird eine Lymphstauung nicht behandelt, kann es zu schmerzhaften Entzündungen kommen, die dauerhaft zur Schädigung des Gewebes führen.

Auch durch die Strahlentherapie können Lymphknoten in ihrer Funktion geschädigt werden und es kommt zur gleichen Symptomatik.

Kapselfibrose

Wird bei der Brustkrebsoperation das Brustgewebe entfernt und durch ein Implantat ersetzt, ist eine der häufigsten Nebenwirkungen die Kapselfibrose, die eine Reaktion des Immunsystems auf den Fremdkörper darstellt.

Dabei kommt es zu einer Vermehrung des Bindegewebes. Das Gewebe bildet eine Kapsel um das Implantat herum und zieht sich zusammen und verhärtet. Eine Kapselfibrose bildet sich meist in einem Zeitraum von etwa einem Jahr nach der Operation und kann äußerst schmerzhaft werden. Durch eine regelmäßige und frühzeitig nach der Operation begonnene Lymphdrainagebehandlung kann einer Kapselfibrose vorgebeugt werden.

Einsatz der Manuellen Lymphdrainage

Mit der manuellen Lymphdrainage kann direkt nach dem Krankenhausaufenthalt nach der Operation begonnen werden. Üblich sind zwei wöchentliche Anwendung von 25 Minuten.

Wurde ein großer Tumor entfernt, oder sind mehrere Lymphknoten entfernt worden, können größere Narben, die von außen nicht sichtbar sind, entstehen oder es mussten Sehen und Muskeln durchtrennt und wieder zusammengenäht werden. Taubheitsgefühle an der Vorder- oder Rückseite des betroffenen Armes bis zum Ellbogen sind keine Seltenheit, von den Bewegungseinschränkungen ganz abgesehen.

Die manuelle Lymphdrainage beeinflusst den Heilungsprozess im gesamten Operationsfeld sehr günstig. Die tieferliegenden Narben sollten über einen sehr langen Zeitraum behandelt werden, um so dauerhafte Verhärtungen und damit einhergehende Schmerzen zu verhindern.

Eine Kapselfibrose kann durch frühzeitige und intensive Lymphdrainage vollständig verhindert werden.

Eine anfänglich vielleicht vorhandene Schwellung des gesamten Armes auf der operierten Seite, die meist durch die Entfernung des Wächterknotens auftritt, kann sich durch die manuelle

Lymphdrainage nach mehreren Wochen vollständig zurückbilden. So kann ein Lymphödem in den meisten Fällen verhindert werden.

Die Lymphdrainagebehandlung kann nach gut einem halben Jahr auf einen einwöchigen Rhythmus umgestellt und weiter fortgeführt werden.

Die therapeutischen Wirkmechanismen der manuellen Lymphdrainage auf der körperlichen Ebene sind durch viele Studien seit Jahren belegt. Die gesetzlichen Krankenkassen übernehmen die Therapiekosten, wenn eine ärztliche Verordnung vorliegt.

Manuelle Therapie

Die manuelle Therapie ist eine in Deutschland von den Krankenkassen anerkannte Leistung, die von Physiotherapeuten mit einer speziellen Zusatzausbildung durchgeführt werden darf. Sie dient der Behandlung von Funktionsstörungen von Gelenken, Muskeln und Nerven. Sie gehört wie die Krankengymnastik zu den Bewegungstherapien.

Das Ziel der Manuellen Therapie ist die Wiederherstellung der Funktion und der Kraft der betroffenen Strukturen. Der Therapeut versucht durch manuelles Einwirken Störungen des Bewegungsapparates zu lösen. Er „bewegt" Muskeln,

Bänder und Knochen und „erinnert" diese Strukturen sozusagen wieder an ihre physiologische Lage und Arbeitsweise. Das bedeutet konkret, dass durch spezielle Techniken Verspannungen und Dysbalancen aufgelöst werden und Schonhaltungen vom Körper wieder aufgegeben werden.

Einsatz der Manuellen Therapie

Mit der Manuellen Therapie kann direkt nach der Rückkehr aus der Klinik im Anschluss an die Operation begonnen werden. Üblicherweise erhält man in den ersten Monaten zwei Behandlungen pro Woche über 25 Minuten.

Durch die Manuelle Therapie gelingt es, starken Verspannungen kontinuierlich aufzulösen, die durch die automatisch eingenommene Schonhaltung vor allem in der Nacht hervorgerufen werden.

Das Gefühl, in die Beweglichkeit zurückzufinden und festzustellen, dass sich die Bewegungseinschränkungen wieder verbessern, lassen die Patientin im wahrsten Sinne des Wortes erleben, dass die Möglichkeit besteht, ihre frühere körperliche Verfassung wieder annähernd zu erreichen.

Die „Reparaturfähigkeit" des eigenen Körpers ist sehr beeindruckt. Wer zuvor nie mit größeren

Verletzungen konfrontiert war, kann sich unmittelbar nach der Operation nicht vorstellen, zu welchen Leistungen der menschliche Körper in so kurzer Zeit fähig ist.

Manuelle Therapie sollte fester Bestandteil jeder Brustkrebstherapie sein. Die therapeutischen Wirkmechanismen auf der körperlichen Ebene ist durch viele Studien seit Jahren belegt. Die gesetzlichen Krankenkassen übernehmen die Therapiekosten, wenn eine ärztliche Verordnung vorliegt.

Naturprodukte

Der Einsatz von Naturprodukten sollte immer mit dem behandelnden Onkoteam abgesprochen und auf keinen Fall verschwiegen werden. Bei den maßgeschneiderten Therapien, die heute durchgeführt werden, können immer Wechselwirkungen auftreten oder Vorerkrankungen können zu unerwünschten Effekten führen. Das Behandlungsteam sollte genau wissen, was Sie an zusätzlichen Produkten nutzen möchten.

Teezubereitungen

Heute weiß man, dass es wichtig ist, nach einer chemotherapeutischen Behandlung dafür zu sorgen, dass die Zytostatika schnell aus dem Körper ausgeleitet werden. Der Körper wird mit den Zytostatika geflutet und dann sollte dafür gesorgt werden, dass die Zytostatika so schnell als möglich wieder ausgeschieden werden, um die Nebenwirkungen so gering wie möglich zu halten.

Die einfachste Maßnahme, um diesen Effekt zu erreichen, ist viel zu trinken. Sehr gut geeignet sind Teemischungen aus einheimischen Kräutern. Sie können warm oder auch kalt getrunken werden und man nutzt gleichzeitig die Wirkstoffe der jeweiligen Heilpflanzen.

Apotheken bieten Heilpflanzen in sogenannter Arzneibuchqualität an. Durch regelmäßige Kontrollen werden bestimmte Standards im Hinblick auf den (meist biologischen) Anbau, die Verarbeitung und den Wirkstoffgehalt sichergestellt. Einzelbestandteile sind lose erhältlich oder werden von Apotheken, die diesen Service anbieten, fertig gemischt.

Eine rundum geeignete Teemischung bei der Chemotherapie deckt mehrere Wirkmechanismen ab: die Heilkräuter sollten Leber und Nieren zur Ausleitung der toxischen Stoffe anregen und sie sollten harntreibend sein, damit die Zytostatika schnell ausgeschieden werden. Sie sollte entzündungshemmende Wirkung haben, da jede Chemotherapie mit Entzündungen, vor allem der Schleimhäute einhergeht. Und sie sollten beruhigend auf den Magen-Darmtrakt wirken und idealerweise auch noch schmerzlindernde Wirkung besitzen.

Einsatz von Teezubereitungen

Zur schnellen Ausleitung der Zytostatika kann man folgende Teemischung nutzen, die sogar in manchen Brustzentren den Patientinnen empfohlen wird.

Brennnesselblätter, Birkenblätter, Hagebutten-schalen, Pfefferminzblätter, Holunderblüten, Kamille, Schafgarbe und Ringelblumen werden zu gleichen Teilen gemischt und man lässt sie 5 Minuten ziehen. Durch die Hagebutte und die Pfefferminze hat der Tee einen angenehmen Geschmack.

Man kann bereits während der Therapiesitzung damit beginnen, diesen Tee zu trinken. An den ersten beiden Tagen trinkt man einen Liter oder sogar mehr, wenn man das schafft und an den folgenden Tagen kann man dann auf 2 große Tassen reduzieren. Die harntreibende und entgiftende Wirkung ist erstaunlich. Bereits nach zwei Tagen ist die Verfärbung des Urins durch die Zytostatika nicht mehr erkennbar.

Wenn der Tee gut vertragen wird und einem schmeckt, spricht nichts dagegen, ihn während der gesamten Therapie zu trinken.

Propolis

Propolis ist ein Naturprodukt, das von Bienen hergestellt wird, um den eigenen Bienenstock zu schützen. Die Temperatur und die Luftfeuchtigkeit im Inneren eines Bienenstocks liefern ideale Bedingungen für die Vermehrung von Krankheitserregern wie Bakterien, Viren oder Pilze.

Bienen kleiden beispielsweise ihre Waben mit einer dünnen Schicht aus Propolis aus oder dichten kleine Risse und Öffnungen damit ab.

Propolis ist ein Gemisch aus vielen unterschiedlichen Stoffen wie beispielsweise Wachs, Blütenpollen, Naturharz, Pollenbalsam und ätherischen Ölen. Es besitzt wissenschaftlich nachweisbar antibakterielle, antivirale, antimykotische und antitoxische Wirkungen. Propolis wird in Form von Tinkturen und Mundwässer aber auch als Salben eingesetzt.

Propolis wird meist genutzt, um Entzündungen im Mund- und Rachenraum zu behandeln oder ihnen vorzubeugen. Es kommt aber auch äußerlich zum Einsatz, um beispielsweise bei kleinen Verletzungen oder Entzündungen den Heilungsprozess zu unterstützen.

Propolis kann allergische Reaktionen auslösen und sollte in der Schwangerschaft und Stillzeit nicht genutzt werden.

Einsatz von Propolis

Propolis ist ein wahrer Tausendsassa! Viele Patientinnen fürchten sich vor den Beeinträchtigungen der Schleimhäute durch die Chemotherapie. Aphten im Mund oder eingerissene Lippenwinkel sind sehr unangenehm und schmerzhaft.

Bereits vor dem Beginn der gesamten Chemotherapie kann man damit beginnen, nach dem Zähneputzen ein paar Spritzer Propolis-Tinktur mit Wasser zu verdünnen und den Mund damit auszuspülen und zu gurgeln (bitte nicht schlucken). Für den Fall einer Zahnfleischentzündung gibt es in der Apotheke Propolis-Mundgels zu kaufen.

Eine Propolis-Salbe kann sehr gut bei kleineren Blessuren an Händen und Füßen und bei Hautirritationen eingesetzt werden, die durch die Austrocknung der Haut sporadisch am ganzen Körper aufgetreten können.

Einen überaus wertvollen Dienst leistet eine Propolis-Salbe in einem gerne verschwiegenen Tabubereich. Man sollte akribisch auf die Toilettenhygiene achten und sich nach jedem „größeren Toilettengang" mit warmem Wasser reinigen. Pflegen kann man diesen sehr empfindlichen Bereich dann auch mit einer Propolis-Salbe, da sie antibakteriell und antimykotisch wirkt.

Über den gesamten Therapieverlauf sind Entzündungen an den üblichen „Schwachstellen" des Körpers, an denen die Schleimhäute in den äußeren Hautbereich übergehen, fast nicht zu vermeiden. Die tägliche Pflege mit Propolis leistet hier wertvolle Dienste, um Schlimmeres zu verhindern.

Die Ringelblume (Calendula)

Die Ringelblume ist eine heimische Heilpflanze, die, wenn man sie lässt, in unseren Breiten in jedem Garten wächst. Sie kann sowohl innerlich als auch äußerlich angewendet werden.

Teeaufgüsse werden bei Magen-Darmbeschwerden, bei Störungen des Leber-Galle-Systems und bei Menstruationsbeschwerden eingesetzt. Sie senkt die Blutfettwerte und hat abwehrsteigende Eigenschaften. Insgesamt wirkt die Ringelblume beruhigend auf das Nervensystem.

Äußerlich findet die Ringelblume vor allem bei schlechtheilenden Wunden, bei Verbrennungen und Ekzemen Anwendung. Sie ist Bestandteil vieler kosmetischer Pflegeprodukte, angefangen bei der Babypflege bis hin zu Körperlotionen oder Shampoos.

Einsatz der Ringelblume

Die Ringelblume ist eine sehr gut geeignete Heilpflanze vor allem in der Zeit der Taxan-Therapie. Als Teeaufguss beruhigt sie den gesamten Magen-Darm-Trakt, der mit Verstopfung und/oder mit Durchfällen auf die Zytostatika reagieren kann.

Die Taxane können sehr vielfältige Hautreaktionen, vor allem aber eine starke Austrocknung der Haut verursachen, bei denen sich eine Ringelblumensalbe als guter Helfer erweist. Man kann einem pH-neutralen Duschgel ein paar Tropfen Ringelblumenöl beimischen und sich nach dem Duschen beispielsweise mit einer Calendula-Babycreme gepflegt.

Als weitere Schwachstelle im gesamten Therapieverlauf können sich die Nasenschleimhäute entwickeln. Durch die Chemotherapie kommt es zum Verlust der Nasenhaare und die Nasenschleimhäute trocknen aus. Eine Ringelblumensalbe-Salbe auf Vaseline-Basis beruhigt die Schleimhäute und die Vaseline trocknet die Schleimhäute nicht weiter aus.

Heilkräuter die tabu sind

Man denkt vielleicht, dass man mit Heilpflanzen nichts falsch machen kann. Das stimmt aber vor allem in Bezug auf die Brustkrebstherapie nicht. Es gibt mehrere Heilkräuter, die während der Chemotherapie absolut tabu sind, weil sie in Wechselwirkung mit den Zytostatika treten, weil sie in den Leber-Stoffwechsel eingreifen oder weil ihre Wirkstoffe körpereigenen Hormonen sehr ähnlich sind.

Johanniskraut

Während der gesamten Therapie sind Johanniskrautpräparate tabu, egal ob innerlich angewendet als Tabletten, Dragees oder in Teemischungen. Für Frauen mit einem hormonabhängigen Tumor kommt Johanniskraut nicht mehr in Frage! Es enthält ein Phytoöstrogen, also die pflanzliche Variante des Östrogens, die wie das körpereigene Hormon wirkt, das man mit der Hormontherapie ja aus dem Körper eliminiert. Wurde Johanniskraut vor der Brustkrebserkrankung zur Linderung von Wechseljahresbeschwerden eingesetzt, muss es unbedingt abgesetzt werden.

Soja und Rotklee

Auch diese beiden Pflanzen enthalten Phytoöstrogene und sollten während der Therapie generell vermieden werden und Frauen mit hormonabhängigem Tumor sollten auch nach Abschluss der Therapie ganz darauf verzichten. Wurden Soja- und Rotkleepräparate vor Brustkrebserkrankung zur Linderung von Wechseljahresbeschwerden eingesetzt, müssen sie unbedingt abgesetzt werden.

Nahrungsergänzungsmittel

Der Einsatz von Nahrungsergänzungsmitteln sollte immer mit dem behandelnden Onkoteam abgesprochen und auf keinen Fall verschwiegen werden. Bei den maßgeschneiderten Therapien, die heute durchgeführt werden, können immer Wechselwirkungen auftreten oder Vorerkrankungen können zu unerwünschten Effekten führen. Das Behandlungsteam sollte genau wissen, was Sie an zusätzlichen Produkten nutzen möchten.

Zu den Nahrungsergänzungsmitteln, die während der Chemotherapie eingenommen werden, sollte unbedingt beachtet werden, dass sie zwei Tage vor der Chemotherapie und am Tag der Chemotherapie NICHT eingenommen werden, um die Wirkung der Zytostatika nicht negativ zu beeinflussen.

Die Nahrungsergänzungsmittel lassen sich in drei Gruppen einteilen: Antioxidantien, Präparate zur Nervenregeneration und Entzündungshemmer.

Antioxidantien

Die größte Gruppe der Nahrungsergänzungsmittel stellen die Antioxidantien dar. Auf der Grundlage des mittlerweile sehr guten Verständnisses der Wirkungsweise der Zytostatika steht heute fest, dass sie nicht nur durch die Bildung der freien Radikale wirken, sondern dass sie in sehr viel differenziertere Mechanismen auf Zellstoffwechselebene eingreifen, bei denen sozusagen als Abfallprodukt weitere freie Radikale entstehen, die die Tumorzellen zusätzlich schädigen. Das trifft allerdings auch auf gesunde Körperzellen zu. In der logischen Konsequenz ist es also wünschenswert, freie Radikale aus dem Körper schnell zu eliminieren.

Vitamin C hochdosiert 7,5 g

Vitamin C ist ein klassisches Antioxidans, das leicht über die Nieren ausgeschieden wird. Zwei Faktoren sollten aber unbedingt beachtet werden:

Vitamin C kann in dieser hohen Dosierung nur als Infusion verabreicht werden. Dabei ist zu beachten, dass Kurzinfusionen mit 250 ml NaCl verdünnt nicht immer gut vertragen werden. Sie können Venenreizungen oder Venenentzündungen verursachen. Die Volumenerhöhung auf 500 ml NaCl wird besser vertragen. Die Infusion sollte unbedingt langsam verabreicht werden.

Die Vitamin C-Infusion muss immer mit mindestens 3 Tagen Abstand VOR der Verabreichung der Zytostatika gegeben werden, um unerwünschte Wechselwirkungen zu vermeiden.

Selen 300 µg/Tag

Selen ist ein Antioxidans, das gesunde Zellen vor freien Radikalen schützt, die im Verlauf der Chemotherapie auf der Zellebene entstehen. So können Nebenwirkungen der Zytostatika deutlich reduziert werden. Besonders wirkungsvoll erweist sich Selen zum Schutz der Schleimhautzellen.

Superoxyd Dismutase (SOD) 750 mg/Tag

Die Superoxyd Dismutase (SOD) ist ein Antioxidans, das gesunde Zellen vor freien Radikalen schützt, die im Verlauf der Chemotherapie auf der Zellebene entstehen. So können Nebenwirkungen der Zytostatika deutlich reduziert werden. Die SOD trägt zur Stärkung des Immunsystems bei und unterstützt die Entgiftungsprozesse in der Leber.

Präparate zur Nervenregeneration

Durch die Chemotherapie, vor allem durch die Taxane, werden häufig Nerven in Mitleidenschaft gezogen. Das äußert sich an den Händen und Füßen durch Kribbeln, Brennen oder Taubheitsgefühle. Das Krankheitsbild wird als Polyneuropathie bezeichnet.

Diese Symptome gehen unter Umständen erst nach einem Zeitraum von mehreren Monaten zurück, können aber auch chronisch werden.

Uridinmonophosphat (UMP)

Uridinmonophosphat ist ein Nukleotid und ist als Baustein der sogenannten RNA in jedem Körper vorhanden. Es ist ein wichtiger Zellbaustein der unter anderem an den Reparaturmechanismen der Nerven beteiligt ist.

Bei Schädigungen der Nerven durch eine Chemotherapie geht man davon aus, dass die Myelinschicht, die die Nervenfasern umgibt, geschädigt ist. UMP wird in Kombination mit Folsäure und Vitamin B12 eingesetzt, um die Reparaturmechanismen zu unterstützen.

Das bekannteste Kombinationspräparat ist Keltican forte®, es ist aber auch das teuerste. Es gibt Präparate mit fast der gleichen Zusammensetzung, die sich preislich deutlich unterscheiden. Eine Recherche im Internet, auch bei verschieden Versandapotheken zahlt sich hier aus.

Alpha Liponsäure 600 mg/Tag

Die Alpha Liponsäure ist ein weiteres Antioxidans, das alle Zellen vor freien Radikalen schützt.

Es wird aber auch zur Eindämmung der Empfindungsstörungen an Händen und Füßen eingesetzt, die durch die Taxane während der Chemotherapie auftreten.

Entzündungshemmer

Das bekannteste Präparat aus der Gruppe der Entzündungshemmer ist Wobenzym®. Es enthält die Wirkstoffe Bromelain, Trypsin und Rutosid und gehört als Arzneimittel zu den Enzympräparaten. Es wirkt entzündungshemmend, abschwellend und dadurch schmerzlindernd.

Es ist zu beachten, dass die angebotenen Kombinationspräparate in den Gerinnungsstoffwechsel eingreifen und die Blutgerinnung verlängern können. Außerdem reagieren manche Patienten mit Durchfällen.

Einsatz von Nahrungsergänzungsmitteln

Zusammenfassend lässt sich sagen, dass sich die Einnahme der vorher genannten Nahrungsergänzungsmitteln positiv auf den Allgemeinzustand während der Chemotherapie auswirkt.

Antioxidantien sorgen dafür, freie Radikale, die durch den Abbau der geschädigten Zellen bei der

Chemotherapie entstehen, aus dem Körper zu eliminieren. Vitamin C lohnt einen Versuch, da sich viele Patientinnen danach meist kraftvoller und energiereicher fühlen. Sie können aber Venenentzündungen verursachen und sollten dann abgesetzt werden.

Entzündungen, mit denen der Körper im gesamten Verlauf der Chemotherapie kämpft, lassen sich durch Kombinationspräparate mit entzündungshemmender Wirkung deutlich verringern. Aber auch sie werden nicht immer gut vertragen und dann sollte man auf sie verzichten.

Die gefürchtete Polyneuropathie an Händen und Füßen lässt sich zurückdrängen, aber in vielen Fällen nicht verhindern. In den meisten Fällen gehen die Symptome aber nach Abschluss der Therapie fast vollständig zurück.

Energetische Behandlungsverfahren

Reiki

Reiki ist eine fernöstliche Heilmethode, die von Mikao Usui im 19. Jahrhundert wiederentdeckt wurde. Der Begriff Reiki kommt aus dem Japanischen und setzt sich aus den beiden Silben „Rei" und „Ki" zusammen. „Rei" steht für „Geist und Seele" und „Ki" für Lebensenergie. Im allgemeinen europäischen Sprachverständnis wird Reiki mit „Universeller Lebensenergie" übersetzt.

Grundsätzlich wird davon ausgegangen, dass Universelle Lebensenergie allen Lebewesen in unbegrenzter Menge zur Verfügung steht und dass jedes Lebewesen von dieser Energie durchdrungen ist. Ein Reiki-Praktizierender verfügt über die Technik, sich mit der Universellen Lebensenergie bewusst zu verbinden und sie anzuwenden.

Reiki ist eine ganzheitliche Behandlungsmethode, die nicht auf der Symptomebene arbeitet, sondern die alle Aspekte des Menschen berücksichtigt. Körper, Geist und Seele wirken im Zusammenspiel auf die Gesundheit eines Menschen ein und bedingen sich gegenseitig.

Unter Gesundheit wird der ausgeglichene Zustand von Körper, Geist und Seele verstanden. Treten Erkrankungen auf, ist davon auszugehen, dass dieses Gleichgewicht gestört ist. Mithilfe von Reiki-Behandlungen ist es möglich, dieses Ungleichgewicht wieder zu harmonisieren.

Reiki löst Blockaden auf und verhilft zu tiefer Entspannung. Es wirkt schmerzlindernd, durchblutungsfördernd, entgiftend und stärkt die körpereigenen Selbstheilungskräfte. Reiki wirkt aber auch auf der mentalen Ebene und hilft mit schwierigen Situationen umzugehen.

Bei einer Reiki-Behandlung liegt man, meist zugedeckt, in bequemer Kleidung, in angenehmer, ruhiger Atmosphäre auf einer Behandlungsliege. Reiki wird durch das Auflegen der Hände auf traditionell überlieferten Positionen übertragen. Der Behandler selbst hat dabei keinen Einfluss auf die übertragene Energie, er übernimmt nur die Funktion eines „Kanals", durch den Reiki fließt. Reiki kann durch den Behandler nicht bewusst gesteuert oder beeinflusst werden. Reiki fließt in dem Maße dahin, wo es gebraucht wird. *(König, Sigrid: Reiki im ersten und zweiten Grad, 2022)*

Reiki kann jeder ohne spezielle Vorkenntnisse selbst erlernen. Das klassische Reiki Shiki Ryoho-System wird in drei Graden unterteilt, wobei im ersten Grad die grundsätzliche Technik vermittelt wird, sich mit der Universellen Lebensenergie zu verbinden, um diese gezielt bei einer Behandlung anzuwenden. Im zweiten Grad wird unter anderem die Technik gelehrt, Fern-Reiki an einen bestimmten Ort zu einem bestimmten Menschen zu schicken, um ihn zu unterstützen. Der dritte Grad umfasst die Ausbildung zum Reiki-Meister, der Reiki-Schüler ausbildet.

Reiki wird in der Komplementärmedizin den Behandlungsverfahren zugeordnet, die mit Energiefeldern arbeiten. Reiki kann mit den heutigen naturwissenschaftlichen Verfahren nicht nachgewiesen oder gemessen werden. Es gibt keine Studien, mit denen sich die Wirkungsweise nach den heutigen wissenschaftlichen Standardverfahren belegen lässt.

Einsatz von Reiki

Jeder seriöse Reiki-Praktizierende weiß, dass Reiki keine Krebserkrankungen heilen kann und er gibt keinen Heilversprechen ab. Reiki ist trotzdem ein sehr wirkungsvolles, ganzheitliches Behandlungsverfahren im klassischen Sinn, das in allen Therapiephasen auf unterschiedlichen Ebenen zum Einsatz kommen kann.

Reiki mobilisiert die eigenen Selbstheilungskräfte und trägt dazu bei, die aufgebrauchten Energiereserven über den gesamten Therapieverlauf immer wieder aufzuladen.

Reiki ermöglicht tiefe körperliche Entspannungsphasen, in denen sich der Körper erholen kann. Ängste und Schmerzen treten in den Hintergrund, das Loslassen auf der körperlichen Ebene wird dadurch erleichtert.

Reiki wirkt auf der mentalen Ebene, in dem es das eigene Selbstbewusstsein und das Selbstvertrauen stärkt.

Reiki unterstützt dabei, über den langen Zeitraum der Therapie eine positive Einstellung aufrecht zu erhalten und schafft so die Voraussetzungen, die Therapie anzunehmen und deren Erfolg über den gesamten Zeitraum für möglich zu halten.

Direkt nach der Diagnose liegt der Schwerpunkt der Reiki-Arbeit auf der psychischen Ebene. Reiki ist hilfreich, um die Diagnose anzunehmen und zu lernen, mit der neuen Lebenssituation umzugehen. Die Patientin muss einen klaren Kopf bewahren und die für sie richtigen Entscheidungen für die bevorstehenden Therapien treffen.

Unmittelbar nach der Operation liegt der Schwerpunkt auf der körperlichen Ebene. Das Operationsfeld kann direkt behandelt werden. Ist man selbst in Reiki eingeweiht, kann man sozusagen jede freie Minute nutzen, um sich die Hände auf den Oberkörper und den betroffenen Arm aufzulegen.

Über den gesamten Verlauf der Chemotherapie kann Reiki täglich eingesetzt werden, um „die

Akkus" aufzuladen. Die Therapiesitzungen und die Tage danach sind sehr kraftraubend und mit Reiki gelingt es, die Selbstheilungskräfte zu mobilisieren. Reiki wird bewusst genutzt, damit sich die Patientin auf der körperlichen und der mentalen Ebene erholt und sich auf die nächste Therapierunde besser vorbereiten kann.

Ein sehr wichtiger und zentraler Wirkmechanismus von Reiki während der gesamten Therapie ist der Erhalt der mentalen Stärke. Reiki schenkt Zuversicht, um jeden Tag aufs Neue den Herausforderungen der Therapie zu begegnen. Reiki stärkt den unbedingten Lebenswillen, der einer der wichtigsten Therapiehelfer bei schweren Erkrankungen ist.

Shiatsu

Shiatsu ist eine japanische Massageform, deren Wurzeln der traditionellen chinesischen Medizin entstammen. Dabei handelt es sich um eine Massagekunst, die durch Fingerdruck im Körper blockierte Energie lösen und die körpereigenen Selbstheilungskräfte anregen kann. *(Domnik, Ricarda: Shiatsu, in: Medisana Health Blog, 28.06.2023)*

Shiatsu wurde vor etwa 100 Jahren in Japan entwickelt. Während der Behandlung liegt man üblicherweise bekleidet auf einem Futon am Boden. Eine Shiatsu-Behandlung kann aber auch im Sitzen gegeben werden.

Bei der Shiatsu-Massage wird mithilfe von Druck durch Handflächen, Finger, Daumen und Ellenbogen auf bestimmte Körperbereiche entlang der Energielinien, auch Meridiane genannt, eingewirkt. Durch diese Druckpunktmassage werden Spannungen gelindert, Blockaden gelöst und das allgemeine Wohlbefinden gesteigert.

Bei einem gesunden Menschen fließt die Lebensenergie, das sogenannte Qi, frei durch die Meridiane, die durch den ganzen Körper verlaufen. Insgesamt werden 12 Hauptmeridiane unterschieden, die jeweils einem anderen Organ oder einer anderen Körperregion zugeordnet sind.

Die 12 Hauptmeridiane werden in Yin und Yang unterteilt. Die Yin-Organe (Nieren, Leber, Herz, Milz und Lunge) speichern, verarbeiten und regulieren reine Energien. Die Yang-Organe verarbeiten unreine Substanzen wie unverdaute Nahrung, Urin und Abfall. Diese sind: Harnsystem und Gallenblase, Magen, Dünndarm und Dickdarm. Jedes Yin-Organ mit seinem entsprechenden Meridian ist direkt mit dem Yang-Organ und seinen Meridianen verbunden. Sie stellen Meridianpaare dar, die sich gegenseitig beeinflussen. Die Nieren und die Blase, die Leber und die Gallenblase, die Milz und der Magen, die Lunge und der Dickdarm, das Herz und der Dünndarm, der Herzbeutel und der sogenannte Dreifach-Erwärmer bilden jeweils ein Meridianpaar.

Einsatz von Shiatsu

Mit Shiatsu kann direkt nach der Diagnosestellung begonnen werden. Der emotionale Schock und die zumeist großen Ängste, die durch die Diagnose ausgelöst werden, sind ein klassisches Einsatzgebiet von Shiatsu.

Nach der Operation kann wieder mit Shiatsu begonnen werden, sobald die Lagerungsfähigkeit der Patientin wieder hergestellt ist. Shiatsu wirkt schmerzlindernd und wohltuend in der Zeit nach der Operation. Das Operationsfeld wird in der ersten Zeit nicht direkt behandelt, was aber auch nicht notwendig ist. Die Behandlung kann an den Händen und an den Füßen begonnen werden und entlang der Meridiane verlaufen. Der Qi-Fluss wird dadurch angeregt und auch das Operationsfeld wird mitversorgt.

Ein weiteres Einsatzgebiet ist die Unterstützung während der Chemotherapie. Die klassischen Nebenwirkungen wie Übelkeit, Kopfschmerzen, Schlafstörungen, Müdigkeit und Erschöpfung können durch Shiatsu deutlich abgemildert werden. Shiatsu unterstützt die Selbstheilungskräfte und stärkt das Immunsystem.

Außerdem kann Shiatsu bei auftretenden Depressionen in der Zeit während und nach der gesamten Therapiephase eingesetzt werden. Shiatsu gibt das Vertrauen in das eigene Körpergefühl wieder zurück und stärkt damit das Selbstvertrauen.

Bewegungskonzepte

Bewegung ist der elementare Baustein, um die Brustkrebstherapie einfacher zu meistern.

Um einen im Bett verbrachten Tag wieder aufzuholen, braucht es zwei weitere Tage! Selbst wenn die inneren Widerstände an manchen Tagen unüberwindbar erscheinen, eine halbe Stunde langsames Gehen an der frischen Luft bewirkt wahre Wunder.

Der Körper ist durch den vorhandenen Tumor schon vor der Diagnosestellung geschwächt. Die Konfrontation mit der Diagnose und die ersten Schritte der Therapieplanung verstärken das Gefühl „krank zu sein" zusätzlich und man spürt förmlich, wie die Kräfte von Tag zu Tag schwinden.

Aber so paradox das klingen mag, körperliche Bewegung bringt Energie in ihren Körper zurück! Und auf dem langen Therapieweg ist jedes Quäntchen zurückgewonnene Energie sehr hilfreich.

Eine ganz einfache und außerdem kostenfreie Bewegungstherapie ist das Gehen an der frischen Luft. Man braucht dazu nichts weiter als vernünftige Kleidung und gute Schuhe.

Wenn es irgendwie machbar ist, sollte man über den gesamten Therapieverlauf jeden Tag nach draußen gehen. Selbst am Tag nach der Chemotherapiesitzung sollte man einen kurzen Spaziergang unternehmen, wenn es auch noch so schwerfällt. Fühlt man sich nicht sicher genug, sich alleine auf den Weg zu machen, weil vielleicht der Kreislauf schwächelt, sollte man jemanden bitten, eine kurze Runde zu begleiten und sie nicht bleiben lassen. Danach kann man sich ja wieder hinlegen und oft kann man dann sogar schlafen, was vorher vielleicht nicht möglich war.

Die Bewegung selbst, die frische Luft und die Mobilisierung des Kreislaufs sind Gold wert. Hat man die Möglichkeit, mit wenig Aufwand einen kurzen Waldspaziergang oder eine Runde über die Wiesen und Felder zu gehen, ist das natürlich ideal. Aber genauso gut ist eine Runde um den Block mit einem Abstecher zum Bäcker oder am Blumenladen vorbei, um angenehme Sinneseindrücke mit nach Hause zu nehmen. Sie vermitteln ein gutes Lebensgefühl und verbreiten Optimismus. Nehmen Sie ihre Umwelt wahr. Sie sind krank, ja, daran führt kein Weg vorbei, aber Sie leben und jeder neue Tag ist ein Geschenk.

Yoga

Yoga ist eine mehr als 3500 Jahre alte, aus Indien stammende, umfassende philosophische Lehre, deren Grundsätze von Patanjali, einem indischen Gelehrten im sogenannten Yogasutra, dem klassischen Leitfaden des Yoga, zusammengefasst wurden.

Patanjali lehrt die Acht Stufen des Yoga, die als „Achtgliedriger Pfad" den Kern der Lehre darstellen. Er hinterließ damit Handlungsanweisungen für die unterschiedlichsten Bereiche des Lebens: den Umgang mit der Umwelt (Ethik), den Umgang mit sich selbst (Selbstdisziplin), den Umgang mit seinem Körper (Yogaübungen), der Kontrolle des Atems, der Beherrschung der Sinne, der Konzentration, der Mediation und der Versenkung.

Die Übungen zu den einzelnen Handlungsfeldern werden nicht nacheinander absolviert, sondern stellen einen ganzheitlichen Entwicklungsweg dar und bedingen sich gegenseitig. Das Ziel des Yogaweges ist die völlige Ruhe des Geistes. In der westlichen Welt wurde und wird Yoga heute sehr häufig mit nur einem kleinen Teil dieser philosophischen Lehre gleichgesetzt, nämlich dem Umgang mit dem eigenen Körper.

Ungeachtet dessen sind die Asanas, die Yogaübungen, ein zentraler Aspekt der Lehre, um den eigenen Körper geschmeidig und kräftig zu halten. Sie fördern eine gute Körperbeherrschung und in Verbindung mit den Pranayama, den Atemübungen harmonisieren sie Körper und Geist. Die Asanas sollen bewusst eingenommen und stabil und leicht gehalten werden. Es kommt nicht darauf an, eine Stellung perfekt einzunehmen, es geht darum, die Qualität der Übung zu spüren, den Gedankenfluss zu beruhigen und dadurch zur inneren Ruhe zu finden.

Das heute noch immer sehr populäre klassische Hatha Yoga wurde in den letzten Jahrzehnten verändert und weiterentwickelt und es entstanden verschiedene Yoga-Stile wie Ashtanga Yoga, Power Yoga, Yin Yoga, Kundalini Yoga oder Iyengar Yoga, um nur einige zu nennen. Nicht jeder Yoga-Stil passt zu jedem Menschen, es kann sein, dass man unterschiedliche Stile ausprobieren muss, um den für sich geeigneten zu finden.

Mindestens ebenso entscheidend wie der Yoga-Stil ist auch der Yogalehrer. Es kann durchaus sein, dass man sich in einer Yogaklasse nicht wohlfühlt, weil man den Lehrer nicht mag. In einem solchen Fall sollte man ein paar Stunden bei einem anderen Lehrer nehmen und Yoga nicht gleich ganz verwerfen. Jeder Lehrer hat seinen eigenen persönlichen Stil und unterrichtet etwas anders.

Strenggenommen sollte man Yoga täglich praktizieren. Das ist vor allem zu Beginn wirklich viel verlangt aber nicht unmöglich. Die Yogapraxis sollte in den eigenen Tagesablauf integriert werden, das bedeutet, dass man feste Zeitfenster findet, zu denen man übt. Gelingt das tägliche Üben nicht, ist es sinnvoller, mehrmals wöchentlich kleinere Einheiten einzulegen als einmal pro Woche zwei Stunden zu üben.

Grundsätzlich aber gilt, dass jede Yogaeinheit, auch wenn sie nur 15 Minuten dauert, besser ist als keine Yogaeinheit.

Einsatz von Yoga

Mit Yoga kann 4-6 Wochen nach der Operation begonnen werden, je nachdem wie gut der Heilungsverlauf des Operationsfeldes fortgeschritten ist. Der betreuende Arzt oder der Physiotherapeut kann dazu befragt werden, ob man starten kann.

In vielen Fällen fühlen sich die Patientinnen in den Wochen nach der Operation nicht fit genug, um (wieder) mit Yoga zu beginnen. Hier gilt der Grundsatz, „nichts muss, aber vieles kann".

Durch Yoga kann die oft eingeschränkte Beweglichkeit des Armes und der Schulter auf der betroffenen Seite mit täglichen Übungen erstaunlich schnell wieder hergestellt werden.

Spätestens in der zweiten Hälfte der Chemotherapie, wenn die Taxane zum Einsatz kommen, ist Yoga sehr zu empfehlen. Die langsamen Bewegungen lindern die schmerzhaften Nebenwirkungen der Taxane, vor allem in den großen Muskelgruppen.

Yin Yoga oder Hatha Yoga, beides Yogastile, bei denen die Asanas über viele Atemzüge gehalten werden, bieten sich an.

Hatha Yoga zeichnete sich durch die Yogasutra 2.46 „sthira sukham asanam" aus, was so viel bedeutet wie „Die ideale Haltung ist stabil und leicht zugleich". Das Wohlbefinden ist bei kraftvoller, jedoch entspannter Körperhaltung am größten. *(Sriram, R.: Patanjali Das Yogasutra, von der Erkenntnis zur Befreiung, 2006)*

Hinzu kommt die spezielle Technik der Ujjayi-Atmung. Mit dieser Atemtechnik kann man sich regelrecht am eigenen Atemfluss „festhalten", um eine Asana lange zu halten.

Manche Yogastudios oder auch Selbsthilfegruppen bieten spezielle Yogaeinheiten für Patienten nach Krebserkrankungen an, die sehr zu empfehlen sind, auch wenn man zuvor nie Yoga praktiziert hat.

Bei allen Yogaübungen sollte man unbedingt eine Grundregel beherzigen: „Man geht nicht in den Schmerz!" Ist ein stechender Schmerz zu spüren, geht man etwas zurück, um die Asana schmerzfrei zu halten und den Fokus wieder auf die Atmung legen zu können.

Durch das stetige Üben und das Beherzigen dieser Regel fällt es von Tag zu Tag leichter, eine tägliche Routine zu finden, mit der sich die körperliche Verfassung erstaunlich schnell, trotz laufender Chemotherapie deutlich verbessert.

Ein weiterer wesentlicher Effekt durch regelmäßige Yogaeinheiten ist das Zurückfinden zu einer tieferen Atmung. Durch die Operation und die daraus resultierenden Schonhaltungen wird auch die Atmung insgesamt sehr flach. Die positiven Effekte der vertiefenden und bewussten Atmung sind bereits nach ein paar Tagen deutlich spürbar. Blockaden und Einschränkungen im Brustkorb lösen sich nach und nach auf. Die Atmung wird insgesamt wieder freier und tiefer und trägt somit deutlich zur Steigerung des Wohlbefindens bei.

Yoga gibt das Vertrauen in den eigenen Körper wieder zurück, der nach der Operation und während der Chemotherapie doch sehr mitgenommen ist. Die erstaunliche Reparaturfähigkeit des menschlichen Körpers wird bewusster wahrgenommen und dadurch schenkt sich die Patientin selbst viele positive Momente, die motivieren, Yoga weiter zu üben, weil es sich wirklich lohnt.

Auch wenn der innere Schweinehund manchmal über Nacht enorm an Größe zunimmt.

LifeKinetik®

Horst Lutz, langjähriger Diplomsportlehrer, Trainer und Dozent, hat mit LifeKinetik® ein ungewöhnliches Trainingsprogramm entwickelt, bei dem vor allem der Spaß und das spielerische Lernen im Vordergrund steht. Übungskombinationen aus verschiedenen Bereichen werden kombiniert und bei mehreren erfolgreichen Versuchen abgewandelt, komplexer und etwas schwieriger gestaltet und eine neue Reihe von Versuchen beginnt.

Zum besseren Verständnis hier eines von unzähligen Beispielen im Stehen. Mit der rechten Hand wird ein etwa faustgroßer, etwas schwererer Ball leicht in die Höhe geworfen und wieder aufgefangen, während man gleichzeitig mit der linken Hand versucht, mit einem leichten Tuch Kreisbewegungen auszuführen. Erschweren kann man die Hand/Armbewegungen dann mit einer kleinen Schrittkombination, wie beispielsweise immer abwechselnd mit dem rechten und dem linken Fuß nach vorne aufzutippen. Krönen kann man diese Hand/Arm/Fuß-Kombination dann beispielsweise durch Rückwärtszählen in Dreierschritten ab 29 abwärts. Der Kreativität des Life-Kinetik-Trainers sind dabei keine Grenzen gesetzt.

Durch die spielerische Kombination von Sinneswahrnehmungen, Bewegungen und Denkaufgaben werden unterschiedliche Funktionen des Gehirns neu miteinander verknüpft und eine dauerhafte Verbesserung in vielen kognitiven Bereichen sind nachweislich feststellbar: Verbesserung der Motorik und Handlungsgeschwindigkeit, der Konzentration und der Aufmerksamkeit.

LifeKinetik® ist als Trainingsprogramm für Menschen aller Altersgruppen genauso geeignet wie für Hochleistungssportler oder für Menschen mit Einschränkungen. Der Spaßfaktor ist garantiert. *(Lutz, Horst: LifeKinetik®: Bewegung macht Hirn, 2017)*

Einsatz von LifeKinetik®

Viele Patientinnen stellen in der ersten Phase der Erkrankung noch vor der Operation fest, dass sich ihre geistigen Fähigkeiten verändern. Man kann sich Termine oder die Namen der Ansprechpartner nicht mehr merken und die Konzentrationsfähigkeit fällt schlagartig auf ein bis dahin unbekannt niedriges Niveau ab. Das Unterbewusstsein setzt offensichtlich neue Prioritäten, die man nicht beeinflussen kann, und die Chemotherapie verstärkt diese Effekte.

Diese kognitiven Beeinträchtigungen, die während der Chemotherapie gerne als „Chemobrain" bezeichnet werden, stehen jeder Patientin zu, es sind „normale Nebenwirkungen" einer Chemotherapie, die nach Abschluss der Therapie abklingen.

LifeKinetik®, ein wirksames Mittel gegen diese Phänomene, könnte man auch als „Gehirnjogging" bezeichnen. Die kognitiven Fähigkeiten werden auf eine ungewöhnliche Weise gefordert und damit auch gefördert und verbessert.

Der gesellige und ausgesprochen amüsante Aspekt dieser Übungsstunden kommt hinzu. Eine wöchentliche Runde in Jogginghose mit Gleichgesinnten zu verbringen, die ihre Situation nicht bejammern, sondern die mit durch die Halle hopsen schenkt Lebensfreude, Motivation und Mut. Die Erkrankung gerät während der Trainingseinheit vollkommen in Vergessenheit.

Anschlussheilbehandlung (AHB)

Eine Anschlussrehabilitation, die früher als Anschlussheilbehandlung bezeichnet wurde, wird auf Antrag vom zuständigen Kostenträger übernommen. Das sind in der Regel die Gesetzliche Rentenversicherung (GRV) oder die gesetzlichen Krankenkassen (GKV). Aber auch private Versicherungsträger können die Kosten einer Anschlussheilbehandlung übernehmen, wenn sie vertraglich vereinbart ist.

Die gesetzlichen Grundlagen für Leistungen der gesetzlichen Krankenkassen (GKV) zur medizinischen Rehabilitation sind im Sozialgesetzbuch V § 40 und § 41 geregelt. Für die gesetzliche Rentenversicherung (GRV) sowie die Bundesagentur für Arbeit und die gesetzliche Unfallversicherung finden sich die Grundlagen im 4. Kapitel des Sozialgesetzbuches.

Der Antrag auf eine AHB wird bereits während des stationären Aufenthalts gestellt. Speziell geschulte Mitarbeiter (Kliniksozialdienst, Sozialmedizinischer Dienst o.ä.) stellen den Antrag für Sie. Sprechen Sie das Behandlungsteam darauf an.

Voraussetzung ist eine entsprechende Diagnose und dass die Ersttherapie, also die Strahlentherapie oder die Chemotherapie abgeschlossen ist.

Die versicherungsrechtlichen Voraussetzungen müssen erfüllt sein und die Patientin muss für die Rehamaßnahme ausreichend belastbar sein. Außerdem muss die Prognose für die Reha positiv sein, das bedeutet, dass davon auszugehen ist, dass die angestrebten Reha-Ziele erreichbar sind.

Nach einer Krebserkrankung soll eine onkologische Rehabilitation der Patientin dabei helfen, die körperlichen und seelischen Folgen der Tumorerkrankung zu mildern beziehungsweise zu beseitigen. *(Deutsche Rentenversicherung, o. D.)*

Dazu werden gezielte diagnostische und therapeutische Leistungen eingesetzt: medizinische, pflegerische, psychologische oder physiotherapeutische Angebote.

Die gesetzlichen Krankenkassen erheben eine Zuzahlung von 10 Euro pro stationärem Behandlungstag. Diese wird für 14 Tage innerhalb eines Kalenderjahres fällig. Sind im gleichen Jahr schon Zuzahlungen zu einem vorherigen Klinikaufenthalt gezahlt worden, werden diese angerechnet. Die Fahrtkosten zur Reha-Klinik übernimmt der Kostenträger.

Steht man in einem ungekündigten Arbeitsverhältnis, hat man Anspruch auf 6 Wochen Lohnfortzahlung durch den Arbeitgeber, sofern dieser Anspruch nicht bereits durch die bisherigen Therapiemaßnahmen aufgebraucht ist. Ist dieser Anspruch aufgebraucht, erhält man das sogenannte Übergangsgeld der Deutschen Rentenversicherung. Das dazu gehörige Antragsformular wird meist zusammen mit der Bewilligung der Rehamaßnahme verschickt.

Das Übergangsgeld beträgt für Menschen ohne Kinder 68 Prozent und für Versicherte mit Kindern 75 Prozent des letzten Nettogehaltes. Es ist damit meist etwas geringer als das Krankengeld. Betroffene, die unmittelbar vor der Rehabilitation arbeitslos waren, erhalten unter bestimmten Voraussetzungen Übergangsgeld in Höhe des zuvor gezahlten Arbeitslosengeldes. Empfängerinnen und Empfänger von Bürgergeld (früher: Arbeitslosengeld II) erhalten dieses während der Reha weiter. Das Übergangsgeld berechnet sich maximal aus der Beitragsbemessungsgrenze. Es kann bei höheren Einkommen deshalb weniger als 68 beziehungsweise 75 Prozent des Gehalts betragen. *(Krebsinformationsdienst, 2023)*

Während des Bezugs von Übergangsgeld ist man regulär sozialversichert, privat versicherte Personen müssen die Krankenkassenbeiträge selbst zahlen.

Nach § 9 Sozialgesetzbuch IX haben Sie ein Wunsch- und Wahlrecht bei der Auswahl der Rehabilitationsklinik. Die Klinik muss nach den aktuellen Qualitätsstandards zertifiziert sein und über einen Vertrag mit dem Rehabilitationsträger verfügen.

Eine Anschlussheilbehandlung kann man stationär oder ambulant durchführen. Sie dauert 3 Wochen und kann verlängert werden, wenn aus medizinischer Sicht die Notwendigkeit besteht.

Eine Anschlussheilbehandlung muss nicht in Anspruch genommen werden.

Wird nach der AHB nicht sofort die Arbeitstätigkeit wieder aufgenommen, benötigt man ab dem ersten Tag nach der Reha eine lückenlose Krankschreibung.

Anschlussheilbehandlung Ja oder Nein?

Es gibt gute Argumente für eine Anschlussheilbehandlung, es gibt aber auch welche dagegen.

Ein klarer Vorteil einer AHB ist die komplette Rundumbetreuung in einem abgeschlossenen, geschützten Raum in einer Reha-Klinik. Es ist für alles gesorgt: die Unterbringung, die Verpflegung und die therapeutische Betreuung in unterschiedlichen Bereichen. Es gibt vielfältige Angebote, um die körperliche Fitness wieder aufzubauen. Ausdauertrainingsangebote wie Nordic Walking, überwachtes Ergometer-Training oder gezieltes körperliches Aufbautraining mit und ohne Sportgeräte sind Standard in allen Reha-Einrichtungen.

Je nach Klinik werden verschiedene Entspannungstechniken wie beispielsweise Progressive Muskelentspannung nach Jakobsen, Qi Gong, Tai-Chi oder Yoga angeboten, die man unter fachmännischer Anleitung erlernt.

Außerdem werden die psychosozialen Aspekte berücksichtigt. Häufig werden psychologische bzw. psychoonkologische Einzelgespräche oder Gruppensitzungen angeboten. Kunst- und Gestaltungstherapien helfen dabei, die abgeschlossene Therapie auch seelisch zu bewältigen. Ernährungsberatung mit Koch- und Backkursen runden häufig das Programm ab.

Die Anschlussheilbehandlung gibt vielen Patientinnen bewusst oder unbewusst den Impuls, neue Ansätze für das Leben nach der Brustkrebserkrankung zu finden.

Nicht zu vernachlässigen ist das Zusammentreffen mit anderen Patientinnen, die sich in einer vergleichbaren Situation befinden. Der Austausch und die Erfahrungen von anderen Reha-Teilnehmerinnen, auch über die Anschlussheilbehandlung, können sehr motivierend wirken.

Zu Beginn jeder Anschlussheilbehandlung steht ein ausführliches Gespräch mit einer ärztlichen

Untersuchung. Auf dieser Grundlage wird ein individueller Therapieplan zusammenzustellen, bei dem auch persönliche Wünsche berücksichtigt werden.

Eine Anschlussheilbehandlung ist aber kein „Muss", es ist ein Angebot, das man nutzen oder ausschlagen kann. Für manche Patientinnen steht nach der abgeschlossenen Therapie die Rückkehr in das Familienleben an erster Stelle und sie wünschen sich lieber einen gemeinsamen Urlaub.

Für andere Patientinnen ist der Gedanke, sich noch weitere drei Wochen mit anderen Erkrankten in einer Klinik aufzuhalten, alles andere als motivierend.

Sie wollen der Erkrankung, den Geschichten anderer Menschen in ähnlichen Situationen so schnell wie möglich den Rücken kehren und in den normalen Alltag zurückkehren. Auch das ist durchaus nachvollziehbar. Für sie besteht die Möglichkeit, ambulante Reha-Maßnahmen in Anspruch zu nehmen.

Nützliche Tipps querbeet

Herzkissen

In vielen Klinken verschenken Selbsthilfegruppe oder ähnlich Initiativen Herzkissen an Brustkrebspatientinnen.

Ein Herzkissen ist ein wunderbarer Helfer direkt nach der Operation und im weiteren Verlauf der Therapie. Das Kissen hat die optimale Form, den Arm vor allem beim Schlafen, aber auch tagsüber auf der Couch zu unterstützen und Druckschmerzen zu vermeiden.

Schlafkäppis

Eine der Nebenwirkungen der Chemotherapie ist der Haarausfall. In der Nacht wird über den Kopf sehr viel Wärme abgegeben. Das kann dazu führen, dass man sogar aufwacht, weil man friert. Abhilfe schafft ein Schlafkäppi, das eng am Kopf anliegt, vorzugsweise aus einem weichen Baumwoll-Jersey-Gewebe.

Perücken

Der Verlust der Kopfhaare ist für viele Frauen ein großes Thema. Leider ist diese Nebenwirkung fast nicht zu vermeiden. Es gibt einige Kliniken, die Kühlkappen anbieten, die während der Chemotherapie getragen werden, aber es kann sehr unangenehm sein, sie mehrere Stunden zu tragen. Der Erfolg ist relativ zu betrachten. Sie reduzieren in vielen Fällen den Haarausfall, aber die verbleibenden Haare werden durch die starken Medikamente doch spröde und faserig und verlieren den Glanz. Ob die Prozedur das Ergebnis rechtfertigt, muss man für sich selbst entscheiden.

Die gesetzlichen Krankenkassen übernehmen die Kosten für eine Perücke, die man sich vor der Chemotherapie anfertigen lassen kann. Das Behandlungsteam in der Klinik kennt die aktuelle Vorgehensweise gegenüber den Krankenkassen und hat in der Regel Adressen von Perückenstudios.

Kosmetikseminare

Während der Chemotherapie verliert man nicht nur die Haare auf dem Kopf, sondern auch die Augenbrauen und die Wimpern. Dadurch wird das „Chemo-Gesicht" noch deutlicher hervorgehoben und man sieht wirklich krank aus. Diesen Effekt kann man aber deutlich abmildern. Etwas Make-up, Kajalstifte und vielleicht etwas Rouge reichen schon aus, um einen frischeren Teint zu zaubern.

Die DKMS LIFE bietet in Kooperation mit vielen Kliniken vor Ort, aber auch online kostenfreie Kosmetikseminare an.

Die „DKMS LIFE gemeinnützige GmbH" wurde 1995 gegründet und ist heute eine Tochtergesellschaft der DKMS. In Deutschland bietet die Organisation das internationale Programm „look good feel better" an, das in 27 Ländern weltweit unter den gleichen Leitsätzen Krebspatientinnen Hilfe zur Selbsthilfe im Umgang mit den äußeren Veränderungen während der Therapie bietet: kostenfrei, produktneutral und nicht medizinisch. (*DKMS LIFE, 2024*)

„Therapeutisches Kochen / Backen"

Über den gesamten Therapiezeitraum hinweg ist es von Vorteil, sich gesund und ausgewogen zu ernähren. Das ist nicht immer einfach, denn nicht alle Lebensmittel werden gut vertragen oder schmecken (Nebenwirkung der Taxane). Sich die Mahlzeiten selbst zuzubereiten hat den Vorteil, auf bestimmte Zutaten oder Gewürze zu verzichten, die nicht gut vertragen werden und trotzdem frisch zubereitete Lebensmittel zu essen.

Ein nicht zu unterschätzender Aspekt ist außerdem etwas mit den eigenen Händen zu kreieren, dass zu einem sichtbaren und im besten Falle auch wohlschmeckenden Ergebnis führt. Und das Kochen (einfacher Gerichte) lenkt für eine Weile von der Erkrankung ab.

Sie können beispielsweise das Onkoteam oder andere Menschen, die Ihnen in dieser schwierigen

Zeit zur Seite stehen, mit etwas Selbstgebackenem verwöhnen. Sie werden überrascht sein, wie wohltuend sich der Geruch von selbstgebackenem Kuchen oder Brot in Ihrer Wohnung verbreitet.

Tagesplanung / Wochenplanung

Es gibt immer wieder schwierige Tage im Verlauf der gesamten Therapie, an denen die Zeit kriecht und der Tag kein Ende nehmen will. Das ist vollkommen normal. Die Brustkrebstherapie ist kein Spaziergang und erfordert viel Kraft und Eigenmotivation.

Diese schwierigen Phasen sind einfacher zu überstehen, wenn man den Tagen und Wochen einen festen Rhythmus gibt, den man versucht einzuhalten.

Stehen Sie beispielsweise immer zur gleichen Zeit auf, auch wenn es Ihnen schwerfällt und Sie direkt nach dem Frühstück schon eine Pause auf der Couch einlegen müssen.

Legen Sie Ihren täglichen Spaziergang beispielsweise auf den Vormittag, wenn Sie noch ausgeruht und frisch, dann sind die Chancen am größten, dass Sie ihn auch jeden Tag unternehmen.

Essen sie einmal am Tag zur gleichen Zeit eine warme Mahlzeit. Bereiten Sie das Essen, wenn möglich selbst zu, auch wenn Sie sich nur eine Suppe vom Vortag aufwärmen.

Überlegen Sie sich, an welchen Tagen und zu welchen Uhrzeiten Sie am besten Ihre Lebensmitteleinkäufe erledigen. Zu Uhrzeiten, zu denen weniger los, ist das deutlich entspannter für Sie und kostet weniger Kraft.

Legen Sie Ihre regelmäßigen Termine, wie Kontrolltermine beim Arzt oder die Termine zur Physiotherapie immer auf den gleichen Wochentag zur gleichen Uhrzeit. Sie können ja über viele Wochen im Voraus planen.

Verabreden Sie sich zu festen Zeiten mit den Menschen, die Sie gerne um sich herumhaben. Planen Sie einen gemeinsamen Besuch in einem Café oder treffen Sie sich einmal in der Woche zu einem gemeinsamen Mittagessen, um über Gott und die Welt zu plaudern.

Geben Sie ihren Tagen und Ihren Wochen eine feste Struktur. Auch wenn Sie den eine oder anderen Termin spontan absagen müssen, weil Sie es wirklich nicht schaffen, es wird Ihnen niemand übelnehmen. Und Sie überlegen es sich zweimal, ob Sie diesen Termin absagen.

Sie sind krank, das stimmt. Aber versuchen Sie, Ihr Leben an jedem Tag weiter zu leben, auch wenn Sie sich nicht wirklich gut fühlen. Auch dieser Tag gehört dazu.

Schlafen

Gut zu schlafen ist während der gesamten Therapie ein großes Thema. Viele der eingesetzten Medikamente verursachen Einschlaf- und Durchschlafschwierigkeiten und das Gedankenkarussell, das während der Brustkrebstherapie keine Ruhe gibt, raubt zusätzlichen Schlaf. Es gibt ein paar Tricks, mit denen man sich das Einschlafen und Durchschlafen etwas erleichtern kann.

Sorgen Sie für frische Luft in Ihrem Schlafzimmer. Und wenn Sie sich selbst (während der Chemotherapie) nicht mehr riechen können, verwöhnen Sie sich mit frischer Bettwäsche. Fragen Sie jemanden, der Ihnen hilft, das Bett frisch zu beziehen, auch wenn Sie jede Woche den Wunsch danach verspüren.

Versuchen Sie sich an regelmäßige Schlafzeiten zu halten. Stehen Sie morgens zur gleichen Zeit auf und gehen Sie zur gleichen Zeit schlafen, wahrscheinlich früher, als Sie das bisher gewohnt waren.

Wenn Sie in der Nacht aufwachen und nach etwa einer Stunde noch nicht wieder eingeschlafen sind, stehen Sie auf und beschäftigen Sie sich. Hauptsache, Sie verlassen Ihr Bett. Lassen Sie aber den Fernseher und auch Ihr Handy aus. Das blaue Licht regt zusätzlich an.

Lesen Sie auf der Couch, lösen Sie ein Kreuzworträtsel, räumen Sie die Spülmaschine aus oder falten Sie Wäsche zusammen. Machen Sie etwas, das Sie gut bewältigen können und das Sie ablenkt von dem Gedanken, dass Sie mitten in der Nacht (schon wieder) nicht schlafen können, obwohl Sie hundemüde sind.

Wenn Sie dann in Ihr Bett zurückkehren, werden Sie auf jeden Fall leichter in den Schlaf zurückfinden, als wenn Sie im Bett geblieben wären.

Programmieren Sie ihr Gehirn so, dass es weiß, dass Ihr Bett zum Schlafen da ist. Ruhen Sie sich tagsüber auf der Couch aus.

Natürlich gibt es Situationen, in denen Sie im Bett bleiben müssen, weil die Therapie zuschlägt. Nehmen sie heftige Nebenwirkungen wie Fieber oder Durchfallattacken sehr ernst. Ihr Immunsystem ist während der Chemotherapie besonders geschwächt.

Hinterfragen Sie sich und die aktuelle Situation. In einer „heftigen Chemonacht" bewirkt schon der kurze Weg, um ein Fenster zu öffnen und ein paar Atemzüge frische Luft zu schnappen, oder der Weg in die Küche, um ein Glas Wasser zu trinken, dass Sie sich danach etwas besser fühlen können.

Literaturverzeichnis

Bagot, Jean-Lionel: Krebs und Homöopathie, Unimedica, 3. Erweiterte Auflage, 2015

Complementary, Alternative, or Integrative Health: What's In a Name? in: NCCIH, o. D., [online] https://www.nccih.nih.gov/health/complementary-alternative-or-integrative-health-whats-in-a-name.

Deutsche Rentenversicherung, o. D., https://www.deutsche-rentenversicherung.de/DRV/DE/Reha/Medizinische-Reha/Onkologische-Reha/onkologische-reha_node.html, 30.05.2024, [online]

DKMS LIFE: o. D., https://www.dkms-life.de/seminare.html, 17.06.2024 [online]

DocCheck, Medizinexpert*Innen Bei: Physiotherapie - DocCheck Flexikon, in: DocCheck Flexikon, o. D., [online] https://flexikon.doccheck.com/de/Physiotherapie.

Domnik, Ricarda: Shiatsu, in: Medisana Health Blog, 28.06.2023, [online] https://www.medisana.de/healthblog/shiatsu

Genneper, Thomas und Wegener Andreas, Lehrbuch der Homöopathie, Grundlagen und Praxis, Karl F. Haug Verlag, 1. Auflage, 2001

König, Sigrid: Reiki im ersten und zweiten Grad, Praxishandbuch zur Ausbildung im traditionellen Reiki System nach Mikao Usui, BoD Verlag, 2022

Krebsinformationsdienst, Deutsches Krebsforschungszentrum: Krebsstatistiken: So häufig ist Krebs in Deutschland, in: © Krebsinformationsdienst, Deutsches Krebsforschungszentrum, 22.12.2023, [online] https://www.krebsinformationsdienst.de/tum orarten/grundlagen/krebsstatistiken.php.

Krebsinformationsdienst, Deutsches Krebsforschungszentrum: Rehabilitation nach Krebs, in: © Krebsinformationsdienst, Deutsches Krebsforschungszentrum, 16.11.2023, [online]

https://www.krebsinformationsdienst.de/lebe
n/alltag/rehabilitation-nach-krebs.php.

Krebsinformationsdienst, Deutsches
Krebsforschungszentrum: Symptome bei
Brustkrebs, in: © Krebsinformationsdienst,
Deutsches Krebsforschungszentrum,
09.05.2022, [online]
https://www.krebsinformationsdienst.de/tum
orarten/brustkrebs/symptome.php.

Leitlinienprogramm Onkologie (Deutsche
Krebsgesellschaft, Deutsche Krebshilfe,
AWMF): S3-Leitlinie Früherkennung,
Diagnose, Therapie und Nachsorge des
Mammakarzinoms, Version 4.4, 2021,
AWMF Registernummer: 032-045OL,
http://www.leitlinienprogramm-
onkologie.de/leitlinien/mammakarzinom/
(abgerufen am: 17.06.2024)

Leitlinienprogramm Onkologie:
Komplementärmedizin: in: LL Onkologie,
o. D., [online]
https://www.leitlinienprogramm-
onkologie.de/leitlinien/komplementaermediz
in. (abgerufen am: 17.06.2024)

Lutz, Horst: LifeKinetik®: Bewegung macht
    Hirn, Meyer & Meyer Fachverlag und
    Buchhandel GmbH, 2017

Sriram, R.: Patanjali Das Yogasutra, von der
    Erkenntnis zur Befreiung, Theseus in
    Kamphausen Media GmbH, Bielefeld, 2006

Sommer, Sven: Homöopathie, Heilen mit der
    Kraft der Natur, Gräfe und Unzer Verlag
    GmbH, 7. Auflage, 2005

Wikipedia-Autoren: Brustzentrum, 15.01.2007,
    [online]
    https://de.wikipedia.org/wiki/Brustzentrum.

Danksagung

Zuerst möchte ich mich bei allen Ärzten und ihren Teams herzlich bedanken, die mich während meiner Brustkrebstherapie betreut haben. Ganz besonders danke ich Herrn Dr. Eberhard Müller, meinem Arzt und damaligen Chefarzt der Gynökologie. Sie alle standen den komplementärmedizinischen Behandlungsmethoden offen gegenüber und waren immer an meinen Erfahrungen interessiert.

Mein besonderer Dank gilt Herrn Dr. Jean-Lionel Bagot, dem Autor des Buches „Krebs und Homöopathie" und leitenden Oberarzt der Abteilung für integrative Medizin an den Saint-Vincent-Kliniken zu Straßburg. Ich freue mich sehr, dass er sein immenses Wissen teilt und mir erlaubt hat, ihn zu zitieren.

Nicht zuletzt danke ich meinen Geschwistern und ihren Familien aus tiefstem Herzen. Sie waren in der bisher schwierigsten Zeit meines Lebens meine Felsen in der Brandung.

Die Autorin

Sigrid König, geboren 1964 im Saarland, blickt auf eine beeindruckende Karriere in leitenden Positionen internationaler IT-Unternehmen zurück, die sich auf Softwarelösungen im Gesundheitswesen spezialisiert haben.

Seit über drei Jahrzehnten setzt sie sich intensiv mit komplementärmedizinischen Behandlungsmethoden auseinander. Sie kennt und nutzt deren großes Potenzial. Als erfahrene Reiki-Meisterin und Expertin in der Homöopathie hat sie viele schwerkranke Menschen begleitet und so ein tiefgehendes Verständnis für ganzheitliche Heilmethoden entwickelt.

2018 erkrankte sie selbst an Brustkrebs. Während ihrer schulmedizinischen Therapie setzte sie die vielfältigen komplementärmedizinischen Behandlungsmethoden ein, um ihre Lebensqualität entscheidend zu verbessern und ihre Genesung zu unterstützen.

Heute teilt Sigrid König ihre wertvollen Erfahrungen, um Brustkrebspatientinnen Mut zu machen, nicht vor der Diagnose zu kapitulieren, sondern als selbstbestimmte Patientinnen aktiv am Heilungsprozess mitzuwirken.